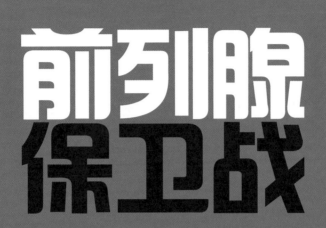

前列腺保卫战

主编　施国伟　章俊

U0397745

 上海科技教育出版社

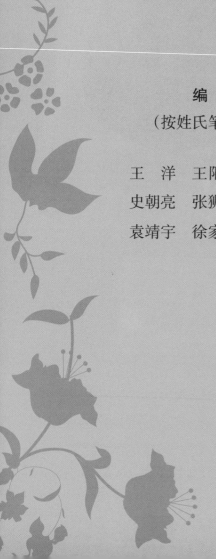

编写者名单

主　编

施国伟　章　俊

编　者
（按姓氏笔画排序）

王　洋　　王阳赟　　尹学兵
史朝亮　　张狮驼　　施国伟
袁靖宇　　徐家英　　章　俊

内容提要

　　前列腺疾病是中老年男性的常见病、多发病。本书通过生动活泼、通俗易懂的文字和惟妙惟肖的插图以图文并茂的方式将前列腺三大疾病相关专业知识展现给广大读者。本书适合广大前列腺疾病患者及家属、平时注重个人健康保健的人士阅读，同时也可以作为广大基层医务人员的参考书。

前　言

前列腺疾病是泌尿外科的常见病之一，无论在门诊还是在病房都是泌尿外科医生重点关心的病种。它主要有三种类型的疾病，包括前列腺炎、良性前列腺增生和前列腺癌。随着人们生活水平的不断提高以及人均寿命的延长，患有前列腺疾病的人数也在逐渐增多。易患前列腺炎的年轻人以及易患良性前列腺增生和前列腺癌的中老年人对相关前列腺疾病的防治知识的需求也随之增加。前列腺疾病的相关知识涉及面既广又深，其中不少知识点又过于专业化，由此造成了各种传播介质中良莠不齐甚至相互矛盾的介绍，造成不少患者成为一些非法医疗机构的"冤大头"或"牺牲者"，不但延误病情，失去及时治疗的机会，甚至还会带来额外的伤害。

近年来，种种原因导致医患关系变得日益紧张。前列腺疾病不像感冒咳嗽打针吃药一周就好，很多时候需要长期甚至终身治疗。除此之外，还需要改善饮食起居以及心理调节。那么，这些问题去问谁？问医生，不是医生不愿回答，一个门诊要看五六十甚至上百位患者，哪有时间做到和每一位患者充分沟通交谈。一方面，医生应该尽心尽力做好本职工作，为患者提供周到温馨的服务；另一方面，患者也应该知晓相关的健康知识去积极配合医生的治疗。有鉴于此,编者深深体会到不断普及前列腺疾病相关知识的重要性。为了使广大读者能够真正理解前列腺的解剖、生理构造和功能,发生3种疾病的原因以及诊治和预防的方法,编者根据几十年的泌尿外科临床实践结合十多年的科普宣传经验,将广大男性朋友普遍关心的前列腺相关问题按前列腺炎、前列腺增生和前列腺癌分别整理归纳。为了能让读者更加直观地了解相关知识并增加阅读的兴趣,本书基本上为每个问题都安排了插图,共计226幅图。

与以前相比,现代医学迅猛发展,前列腺疾病的相关诊断、治疗技术以及发病和预防领域的研究也有了突飞猛进的变化。由于编者的水平有限,内容中存在的不足和缺陷还希望广大读者和专家们批评指正。

最后,此书中引用了部分国内外专业、科普书籍以及期刊杂志资料,编者在此向相关作者表示诚挚的感谢!

编者

2021年3月

目 录

前列腺增生篇

前列腺癌篇

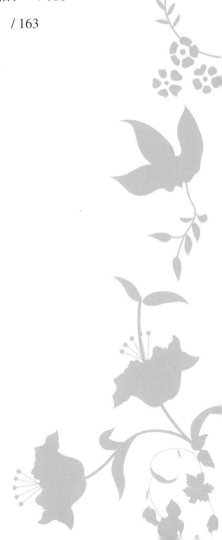

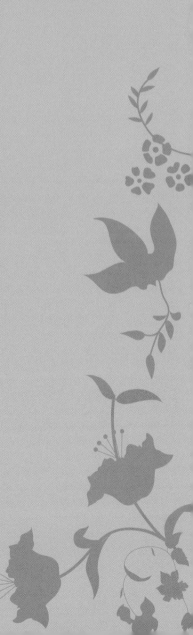

前列腺炎篇

1. 前列腺在哪里？

前列腺是男性众多盆腔脏器中重要的性腺器官，在男性生殖系统中具有举足轻重的作用。前列腺外形似栗子，位于耻骨联合后方、小骨盆内。前

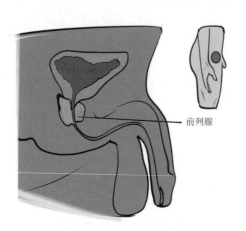

前列腺

列腺尖端抵近盆底肌，后者环绕尿道的部分即为尿道外括约肌；前列腺后方与膀胱颈部相连，并且可能凸向膀胱内；腹侧附着于耻骨后，耻骨后间隙内有阴茎背深静脉等血管穿行；背侧与直肠以狄氏间隙相隔，两侧有包含阴茎勃起神经的血管神经束通过。正常前列腺横径约4cm，垂直径约3cm，前后径约2cm。前列腺体积随年龄增长而增长，儿童和老年阶段，其体积增长较快；到了青年阶段，其增长处于相对静止状态。

2. 前列腺在忙什么？

前列腺作为男性重要的性腺器官，前列腺的"业务繁忙"，具有多种生理功能，最主要的有以下几方面职能：

（1）分泌前列腺液　前列腺液呈乳白色、弱碱性，每天约2mL，含有酸性磷酸酶、纤溶酶、透明质酸酶等多种酶，是精液的主要组成部分，在精子的生存、活动和受孕等功能中发挥重要作用；正常前列腺液内含有强力抗细菌因子（Potept antibacterial factor，PAF），对大多数致病菌有杀菌作用，成分主要是自由锌。

（2）富含5α-还原酶　能将睾酮转化为作用更强的双氢睾酮，在前列

的发育成熟、前列腺增生的发病过程中起决定性作用。

（3）参与排尿、控尿　前列腺包绕在尿道外部,贴向膀胱颈部,其环状平滑肌纤维参与尿道内括约肌的组成,控制、协调排尿功能。

（4）参与射精　尿道和射精管从前列腺组织内通过,射精时,前列腺及精囊腺的平滑肌收缩,挤压、协助精液排出。

3. 年轻人也会前列腺告急?

前列腺炎是男性泌尿生殖系统的常见病,约有50%的男性曾经受其影响,在泌尿外科门诊中占8%～25%。此病多见于中青年,尤其是50岁以下的成年男性,但可发生于成年男性的任何年龄段。在美洲,20～79岁前列腺炎患病率为2.2%～16%;在欧洲,20～79岁的患病率为14.2%;在亚洲,20～79岁的患病率为2.67%～8.7%。而尸检中的患病率为24.3%～44%。

流行病学研究发现,年轻人忙于事业时,经常由于久坐、长时间的骑行

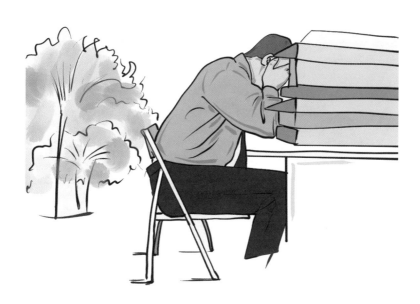

或驾车,或者由于经常加班熬夜、过劳、饮食或性生活不规律、在恶劣的环境中居住等而影响前列腺局部的血液循环,导致前列腺发炎。

4. 前列腺为什么会发生炎症?

前列腺炎是一组疾病,而非单一病症,是指前列腺在病原体和(或)某些非感染因素作用下,患者出现以骨盆区域疼痛或不适、排尿异常、全身症状等为特征的一组症候群,其概念随着对其认识的深入而不断变化。到目前为止,前列腺炎的发病机制、病理生理改变尚不十分清楚。前列腺炎发病的重要诱因包括:酗酒、嗜辛辣食物;不适当性活动、久坐引起前列腺长期充血;长期憋尿习惯;受凉;过劳导致机体抵抗力下降或特异体质;盆底肌肉长期慢性挤压;导尿等医源性损伤等,长期患病后,精神心理因素也可能参与前列腺炎的发病过程。

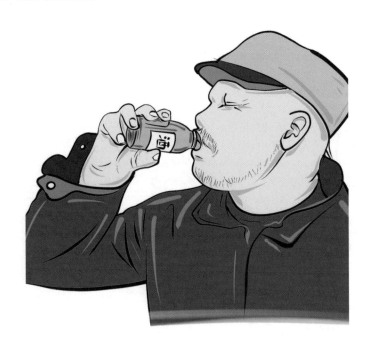

全身各个系统器官的疾病也可能由于直接对前列腺造成不良影响,或者通过改变全身的代谢与功能状态,尤其是降低免疫功能,而容易直接导致、诱发或加重前列腺炎。常见疾病包括如下5种:

(1)全身其他部位的感染,如皮肤、呼吸道、口腔等感染,可通过血流播散而引起前列腺炎。

(2)直肠、结肠、下尿道等前列腺邻近器官的炎症也可通过淋巴循环而引起前列腺炎。

(3)前列腺钙化或前列腺增生使前列腺充血,造成非特异性感染。

(4)有性病的患者(多见淋球菌性尿道炎),淋球菌可经尿道和前列腺管进入前列腺而使其发病。

(5)某些变态反应以及病毒、衣原体、支原体、滴虫等感染均可引起前列腺炎。

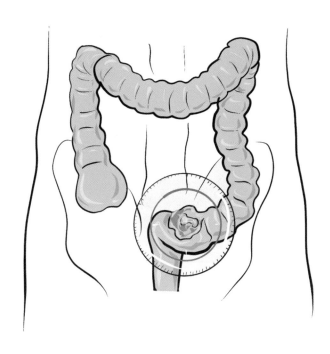

5. 常见的细菌性前列腺炎是什么途径感染的?

在男性生殖器官中,前列腺非常容易受到感染,病原体可以通过多种途径"入侵"前列腺,包括血行感染、淋巴感染、直接播散和尿路逆行感染。

(1)血行感染　体内感染灶的细菌经血液循环进入前列腺。

(2)淋巴感染　下尿路及结肠的炎症可经淋巴循环感染前列腺。

(3)直接播散和尿路逆行感染　这是最常见的感染途径。后尿道感染的病原体可通过前列腺腺管蔓延至腺体;未严格消毒的尿道器械的应用(如膀胱镜、尿道镜的检查)和治疗(如导管、经尿道口注药等)以及上尿路感染均可使细菌经尿道进入前列腺;淋球菌等病原体感染也可由尿道向上蔓延引起前列腺感染。

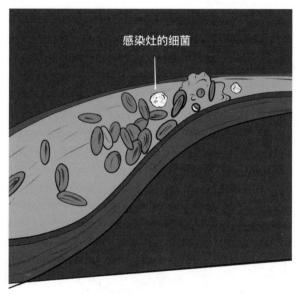

感染灶的细菌

6. 引起前列腺感染的常见致病菌有哪些?

在引起前列腺感染的致病病原体中,以细菌感染最为常见,又尤以革兰阴性菌居多,其中大部分为大肠埃希菌,其次为变形杆菌、克雷伯杆菌、假单胞菌属等,或者其他不多见的革兰阴性菌。而在革兰阳性菌中,常见的为肠球菌。其他的如淋球菌、结核杆菌、衣原体、支原体、真菌及毛滴虫等,亦可导致前列腺炎。

7. 我的前列腺有没有"敌"菌?

小雷前不久体检时被告知有前列腺炎,顿时紧张起来,来到医院泌尿外科门诊和医生说要查一查自己的前列腺里面到底有没有细菌,需不需要服用抗生素。

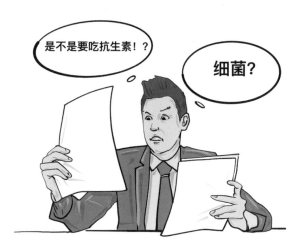

我们知道,一部分慢性前列腺炎是由细菌感染前列腺而产生的,那么如何知道自己的前列腺内部是否有细菌以及有什么细菌呢?这就要用到前列腺液细菌学检查和药敏试验了。所谓前列腺液的细菌培养及药敏试验,就是将患者的前列腺液保存在一个适合致病微生物生长的环境中,经过几天时间的观察,看看里面是否会出现细菌生长。此后在培养基中加入各种抗生素,观察哪种抗生素对培养出来的细菌杀伤力最强。由于临床上获取前列腺液多数是通过前列腺按摩的方法,因此所得到的前列腺液是通过尿道流出体外的。而正常情况下,男性的包皮、龟头、尿道口和尿道内都有一些细菌存在,它们可以污染前列腺液,为细菌学检查增加了很多干扰因素。换句话说,本来是包皮、龟头、尿道口或尿道中的正常细菌却被当成前列腺中的细菌培养出来了。可想而知,根据不正确的细菌培养和药物敏感试验,对患者进行所谓的"敏感"抗生素治疗,其效果是不会令人满意的。

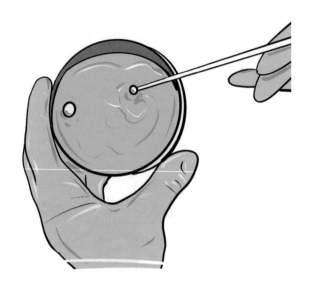

可难道就此打住没有办法了吗?医生非常智慧地用四杯法来解开了这道难题,排除尿道细菌对前列腺液的干扰。第一杯(VB1):刚刚排出的前段尿液5~10mL;第二杯(VB2):排尿200mL后的中段尿液5~10mL;第三杯(VB3):经直肠按摩前列腺从尿道口收集的前列腺液;第四杯(VB4):采集前列腺液之后最初排出的尿液5~10mL。

四杯标本都收集齐了,就可以分别进行细菌培养和细菌敏感试验了。根据试验结果判断前列腺是否有细菌、它对什么抗生素敏感,到这里,就可以得到小雷想要的结果了。不过,四杯法虽好但是临床上却很少给患者应用,这是因为这种检查方法繁琐、细菌培养方法复杂,过于耗费时间和金钱,有时可能难以取出前列腺液、患者由于种种原因不能严格按照医生的要求留尿等。最关键的是前列腺同尿道、肠道等一样,存在着正常菌群,这些正常菌群是每个人都有的,一般情况下对人体没有损害。我们所进行的四杯检查法可以确定某种细菌存在于前列腺,但是没有办法确定它是致病菌还是正常菌群,所以面对培养结果,我们还是不知怎么办才好。最后,即使是细菌性前列腺炎,选用了敏感的抗生素,但单纯应用抗生素治疗也不一定有明显的效果,对于慢性前列腺炎还是应该采取综合性治疗。

总之,前列腺液的细菌学检查和药敏试验虽然具有一定临床意义,但并非所有患者都应该进行这种检查,即使检查有了阳性结果,也应该由医生根据患者的具体情况来具体分析,才能对治疗起到指导作用。

8. 前列腺炎会不会传染?

绝大多数前列腺炎是非细菌性的,与病原体感染及传染无关。慢性前列腺炎不属于传染病,但在部分患者中却存在严重的精神焦虑,担心通过性生活传染给配偶,甚至因为心里顾虑而影响夫妻感情等。

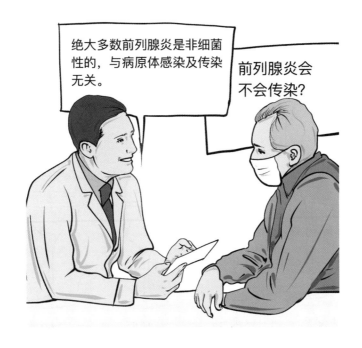

有一部分前列腺炎是细菌性的,占5%左右,多为非特异性细菌或机会性致病菌感染所致,但性生活时细菌通常不会造成配偶的感染,因为女性阴道内具有较强的抵抗外来细菌感染的能力。

某些致病性较强的病原体或一些特异性病原体,例如淋球菌、梅毒螺旋体、真菌、滴虫等所致的慢性前列腺炎,在发作时可以通过性生活传染给配偶。但是,这些特异性病原体引起的前列腺炎,经过系统的治疗,病原体是可以被杀灭的,尽管炎性病变还存在,但已不具有传染性。

9. 前列腺炎有几种?

传统上,利用Meares-Stamey"四杯法"检测,可以把前列腺炎划分为急性细菌性前列腺炎、慢性细菌性前列腺炎、慢性非细菌性前列腺炎和前列腺痛,该分类法基于过去以感染作为前列腺炎主要病因的认识,但操作繁琐、费用较高,对临床的指导意义有限。"四杯法"定义:初始尿液(Voided Bladder one, VB1)、中段尿液(Voided Bladder two, VB2)、前列腺按摩液(Ex-

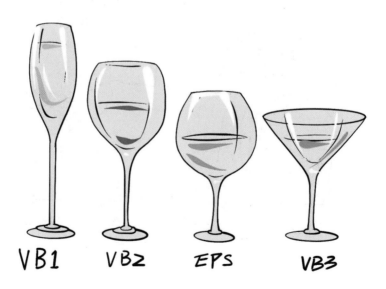

VB1　　VB2　　EPS　　VB3

pressed Prostatic Secretion,EPS)、前列腺按摩后尿液(Voided Bladder three,VB3)。1995年美国国立卫生研究院(NIH)根据当时对前列腺炎的基础和临床研究情况,制定了新的分类方法:

(1)Ⅰ型 急性细菌性前列腺炎(Acute Bacterial Prostatitis,ABP)。起病急,可表现为突发的发热性疾病,伴或不伴下腹部、会阴区疼痛不适,伴有持续和明显的下尿路感染症状,尿液中白细胞数量升高,血液和(或)尿液中的细菌培养阳性。

(2)Ⅱ型 慢性细菌性前列腺炎(Chronic Bacterial Prostatitis,CBP)。占慢性前列腺炎的5%~8%。有反复发作的下尿路感染症状,持续时间超过3个月,前列腺按摩液(EPS)、精液、前列腺按摩后尿液(VB3)中白细胞数量升高,细菌培养结果阳性。

(3)Ⅲ型 慢性前列腺炎、慢性骨盆疼痛综合征(Chronic Prostatitis/Chronic Pelvic Pain Syndromes,CP/CPPS)。是前列腺炎中最常见的类型,约占慢性前列腺炎的90%以上。主要表现为长期、反复的骨盆区域疼痛或不适,持续时间超过3个月,可伴有不同程度的排尿症状,或伴有腰腹部疼痛不适,甚至伴有性功能障碍或焦虑、抑郁等精神症状,严重影响患者的生活质量;EPS/精液/VB3细菌培养结果阴性。根据EPS、精液、VB3常规显微镜

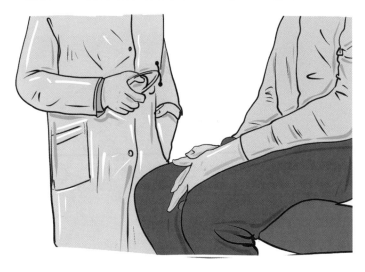

检查结果,该型又可再分为ⅢA(炎症性CPPS)和ⅢB(非炎症性CPPS)两种亚型:ⅢA型患者的EPS、精液、VB3中白细胞数量升高;ⅢB型患者的EPS、精液、VB3中白细胞在正常范围。ⅢA和ⅢB两种亚型各占50%左右。

(4)Ⅳ型 无症状性前列腺炎(Asymptomatic Inflamma-tory Prostatitis,AIP)。无主观症状,仅在有关前列腺方面的检查(EPS、精液、前列腺B超、前列腺组织活检及前列腺切除标本的病理检查等)时发现炎症证据。

10. 十万火急的炎症是啥样?

有一种前列腺炎是十万火急的,一旦发作要及时治疗,如果耽搁,甚至引起严重的后果,即所说的急性细菌性前列腺炎。急性细菌性前列腺炎(Acute Bacterial Prostatitis,ABP)的症状根据感染途径的不同而表现不同。如果是血行感染,不仅突然发作,而且患者出现全身急性感染表现,严重时可有脓毒血症,甚至危及生命。

起病急,可表现为突发的发热性疾病,伴或不伴下腹部、会阴区疼痛不

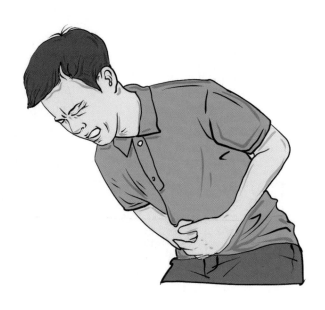

适,肛门有坠胀感,疼痛可向阴茎和耻骨上区放射。伴有持续和明显的下尿路感染症状,如尿频、尿急、尿痛、尿后滴沥等。

尿液中白细胞数量升高,严重的还伴有排尿困难,甚至尿潴留和性功能异常等,血液和(或)尿液中的细菌培养阳性。若疾病进展,症状加剧可发展为前列腺脓肿。因此,一旦发现前列腺的急性感染,一定要积极应对,加强抗感染。

11. 十万火急的炎症怎么治疗?

那么,这种急性细菌性前列腺炎如何救治呢?首先患者要卧床休息,积极抗感染、止痛、解痉治疗。主要是使用广谱抗菌药物、对症治疗和支持治疗。

抗菌治疗是必要而紧迫的。一旦得到临床诊断或血、尿培养结果后,需立即应用抗菌药。开始时可经静脉应用,如:广谱青霉素、第三代头孢菌素或喹诺酮等。可以口服乙烯雌酚,以减轻前列腺充血水肿。积极的降温治疗,待患者的发热等症状改善后,改用口服药物(如喹诺酮),疗程至

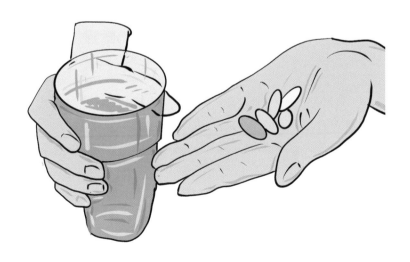

少4周。

症状较轻的患者也应口服抗菌药2～4周。急性细菌性前列腺炎伴尿潴留者应尽量避免经尿道导尿引流,应用耻骨上膀胱穿刺造瘘引流尿液。伴脓肿形成者可采取超声引导下经直肠细针穿刺引流、经会阴穿刺引流或经尿道切开前列腺脓肿引流。

12. 慢性前列腺炎是啥样?

慢性前列腺炎的表现多种多样,并且复杂多变,甚至表现出一些似乎与前列腺炎根本不相关的症状。有时患者有明显的临床表现,却没有任何异常的检查检验结果;有时患者的前列腺液中可以检出大量的白细胞,而患者却没有任何不适;最难以理解的是,某些被疾病困扰的痛不欲生的患者,甚至出现精神和情绪异常,但前列腺液检查结果却是正常的。所以慢性前列腺炎患者的表现可能就不具有显著的特点,临床上一定要谨慎、认真地对待,做好诊断非常重要。

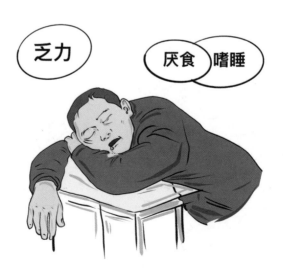

而多数慢性前列腺炎患者可表现为反复发作的下尿路感染,多有疼痛和排尿异常,如尿频、尿急、尿痛,尿道灼热或尿道不适,尿线分叉或尿不尽感等,伴或不伴尿道口滴白,严重的可伴有终末血尿、排尿困难等。会阴部不适,阴囊潮湿,睾丸隐痛或胀痛、下腹部坠胀等。有些患者伴有一些全身症状,比如乏力、虚弱、厌食、嗜睡等。

13. 慢性前列腺炎怎么诊断?

慢性前列腺炎如此"难缠",我们该如何诊断? 首先可以进行直肠指诊,通过直肠指诊可了解前列腺大小、质地、有无结节、有无压痛及其范围与程度,盆底肌肉的紧张度、盆壁有无压痛,并且按摩前列腺获得前列腺液(EPS)。直肠指诊前,建议留取尿液进行常规分析或选择进行尿液细菌培养。为了明确诊断,可选择的检查有:前列腺液常规和细菌培养、前列腺特异性抗原(Prostate Specific Antigen,PSA)、尿细胞学、经腹或经直肠超声、尿动力学、CT、MRI、尿道膀胱镜、前列腺穿刺活检等,其中以前列腺液相关检查为主。

14. 慢性前列腺炎怎么治疗?

慢性前列腺炎以抗菌药物为主,选择敏感药物,常用的抗菌药物是喹诺酮类药物,如环丙沙星、左氧氟沙星和洛美沙星等,因前列腺包膜对药物渗透的干扰,治疗维持4~6周。其间应对患者进行阶段性的疗效评价,建议用药2周后进行评估,若疗效满意,建议继续用药至足疗程。疗效不满意者,可改用其他敏感抗菌药物。此外,可选用α受体阻滞剂改善排尿症状和疼痛。植物制剂、非甾体抗炎药和M受体阻滞剂等也能改善相关的症状。

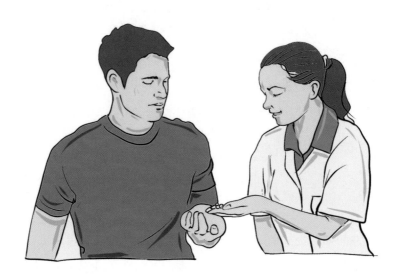

不推荐前列腺内注射抗菌药物的局部治疗方法。

15. 慢性前列腺炎的治疗是持久战吗？

久治不愈是让前列腺炎患者最头痛的事情,但悲观绝望是不可取的,应该积极寻找有效措施。很多患者受到前列腺炎的长期困扰,往往产生一定的焦虑情绪,这样反而对疾病的康复不利。下面的诸多方面可能对这些患者彻底摆脱顽固性前列腺炎有一定帮助,其中的某些环节可能需要在医生的协助下完成：

（1）深入探讨前列腺炎的可能病因。

（2）做好诊断与鉴别诊断。

（3）采用综合疗法。

（3）戒除不良的生活习惯、培养良好的应对方式。

（4）普及患者的前列腺炎相关知识和对前列腺疾病的认识。

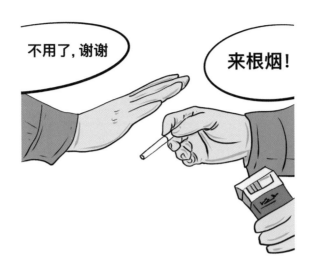

16. 慢性前列腺炎会不会影响性功能？

慢性前列腺炎所致排尿异常,尤其引起的疼痛等症状可以严重地影响患者的生活质量,并让患者产生焦虑和抑郁等不良精神心理状态,使人际关系紧张等。这些都可以对患者的性功能产生显著的不良影响,甚至导致各种类型的性功能异常,还可以由于局部的症状而对性功能产生不良影响,例如,射精疼痛可以让患者惧怕性交而使性欲显著减退,甚至伴发勃起功能障

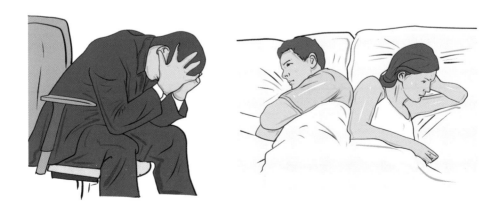

碍。前列腺炎引起的性功能障碍还包括早泄和遗精等。

17. 慢性前列腺炎会不会影响生育？

男性生育的核心是精子,精子产生于睾丸,经过输精管运输,并随着射精而与精浆一起排出。当精子与卵子结合,成为受精卵,从而实现生育的目的。由于前列腺液构成了精液的重要部分,前列腺炎引起的前列腺液质量异常,必然对精子产生一定的不良影响。尤其是前列腺炎合并精囊感染且比较严重时,可导致精液质量异常,主要是精液液化异常,出现精液不液化或液化延迟,个别患者伴有精子数量的减少,可能影响男性的生育能力,但是多数前列腺炎患者仍然可以自然生育。

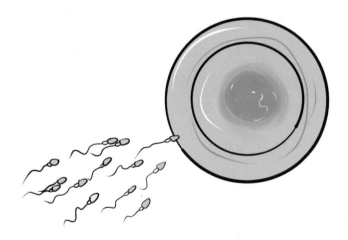

18. 慢性前列腺炎可不可以不治疗？

慢性前列腺炎是常见病、多发病,病因又不十分清楚,所以治疗仍有许多问题没有彻底解决。由于慢性前列腺炎的预后差异性很大,多数患者可以完全康复,部分患者存在一些症状但不影响生活,少部分患者持续遭受着前列腺炎症状的折磨。所以对于治疗慢性前列腺炎的方法众多,却又以经验性的治疗为主,与循证医学的要求有一定差距,目前缺乏规范的治疗方案。又因为可能存在多种病因或发病机制的复杂性,治疗方法上多以根据病情的个性化的综合治疗为主。控制疾病所致的不适症状和改善生活质量仍然是慢性前列腺炎治疗的主要目的。对于那些前列腺液白细胞不多,培养未见明确病原体感染的没有临床不适表现的慢性前列腺炎可以采取密切观察及预防为主的方式对待,保持心情舒畅,积极参加体育锻炼,生活规律,增强战胜疾病的信心。

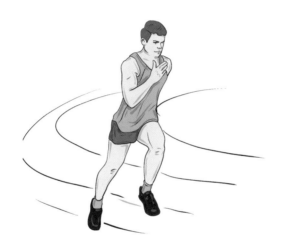

19. 除了药物,有没有其他好的治疗方法?

前列腺炎的治疗多种多样,在积极抗感染治疗的同时,可以辅以多种治疗手段。

(1)前列腺按摩　是传统的治疗方法之一,适当的前列腺按摩可促进前列腺腺管排空并增加局部的药物浓度,进而缓解慢性前列腺炎患者的症状,可作为慢性前列腺炎的辅助疗法。一疗程为4~6周,每周2~3次。联合其他治疗方式可显著缩短病程,但急性细菌性前列腺炎患者禁用。

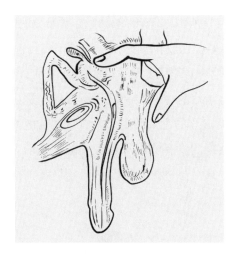

（2）生物反馈治疗　可缓解盆底肌疲劳,并使之趋于协调,同时松弛外括约肌,从而缓解慢性前列腺炎的会阴部不适及排尿症状。生物反馈治疗要求患者通过生物反馈治疗仪主动参与治疗。该疗法无创伤性,为可选择性的治疗方法。

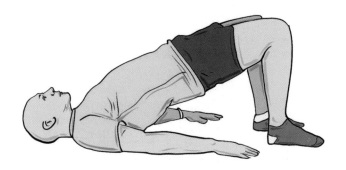

（3）物理治疗　主要利用多种物理手段所产生的热力作用,增加前列腺组织血液循环,加速新陈代谢,有利于消炎和消除组织水肿、缓解盆底肌肉痉挛等。有经尿道、经直肠及经会阴途径应用微波、射频、激光、体外冲击波等物理手段的报道。短期内虽有一定的缓解症状作用,但尚缺乏长期的随访资料。对于未婚及未生育者不推荐该治疗方法。

（4）其他对症支持治疗　由于患者可能出现性功能障碍(以勃起硬度

减弱、早泄等为多见），可联合运用PDE5抑制剂或5-羟色胺再摄取抑制剂联合其他慢性前列腺炎相关治疗药物等。

20. 可以预防前列腺炎复发吗？

前列腺炎发病机制的复杂性决定了前列腺炎治疗的"困难"，经过积极的努力及长久的治疗，改善了前列腺炎的症状和不适，如何预防前列腺炎的复发尤为至关重要。要如何做呢？

（1）坚持治疗，治疗期间不要随便换药或更换治疗方法，因为症状的缓解常需一段时间，早期治疗要维持2周以上，某些感染要8～12周。如果随便换药，易致菌群失调或产生耐药，导致治疗的不彻底。

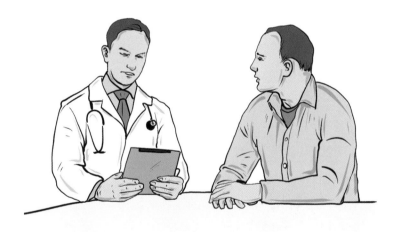

（2）规律性生活，不能忍精不射，不要频繁手淫，避免不洁性交。

（3）正确认识前列腺炎，保持良好的心态，减轻心理压力，以免夸大症状，产生头晕、记忆力下降、焦虑、多疑、失眠等症状。

（4）多喝水，勤排尿，保持大便通畅，坚持温水坐浴或热水袋热敷会阴。

（5）忌烟酒，不吃辛辣刺激性食物。

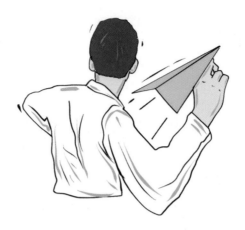

（6）忌久坐，避免长时间骑车或驾车，坚持运动锻炼，最好是慢跑加更多下肢锻炼，避免剧烈运动。

21. 慢性前列腺炎患者日常起居中要注意什么？

日常生活中有许多不良因素与前列腺炎的发病密切相关，它们可能是诱发或加重前列腺炎的因素，也有可能是直接导致前列腺炎的因素，主要包括如下三个方面：

（1）过度饮酒、久坐、长时间骑自行车等均可引起前列腺充血，这与前列腺炎发病关系密切。

（2）受凉可引起前列腺的交感神经活动，导致尿道内压增加，妨碍排泄，前列腺管也因收缩而妨碍排泄，从而产生淤积、充血。

（3）性生活不正常，如性生活过频、手淫过度、性交中断、性生活过度抑制等均可因为引起前列腺充血而容易诱发前列腺炎。

22. 中西医结合怎样治疗慢性前列腺炎？

治疗慢性细菌性前列腺炎的中西医结合主要有以下几个要点：

（1）根据细菌培养和药物敏感试验结果选择有效的抗菌药物，同时辨证施治应用中药。

（2）根据患者的临床表现，可以选择适当的西药进行短时间的对症治疗。

（3）中药治疗应通过辨证施治的方法，选择最适合患者的方药实施个体化治疗。

（4）慢性细菌性前列腺炎的病程较长，无论患者辨证属于哪种证型，活血化瘀的中药可以应用到慢性细菌性前列腺炎治疗全过程中。

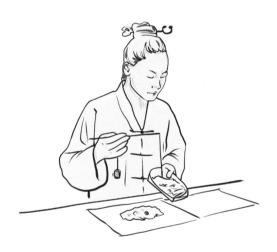

23. 前列腺炎的组织学基础是什么？

在前列腺特殊的组织结构中，有多达15~30条导管开口于精阜两侧，前列腺上皮又有很强的分泌功能。腺体较小而分泌功能较强，以及管道狭窄，使前列腺在多种因素影响下产生导管受压和闭塞，很容易引起充血和分泌物淤积,从而为感染的发生创造了条件,这也是导致前列腺炎容易复发的组织学基础。

24. 前列腺炎患者需要体育锻炼吗?

前列腺炎发作时会引起前列腺的充血、水肿,并出现一系列不适症状,因此有一些慢性前列腺炎患者不愿意参加体育锻炼,担心体育活动会加重前列腺的充血程度,或者会伤"元气"和妨碍生育,这种想法是错误的。实际上,规律地参加合适的体育锻炼,非但不会加重前列腺的病理状态,还有助于前列腺炎症的消退和功能的恢复。

慢性前列腺炎患者在参加体育锻炼时,要对运动的内容进行必要的选择。可能使前列腺部位直接和持续地受到挤压的运动项目不宜选择,例如骑自行车或摩托车、骑马、赛车等骑跨运动。其他项目都可以选择。由于骑自行车等运动都要采取骑跨式的坐位,会阴、尿道和前列腺直接受到压迫,加上路面不平时的颠簸摩擦,必然会加重前列腺的充血、水肿,可能会加重

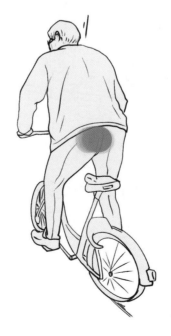

病情。无论选择哪一种运动项目,运动量都要适可而止,不要过度,否则也会造成组织器官的充血、水肿而产生不良后果。

25. 前列腺炎患者如何进行饮食调理?

饮食疗法是祖国医学中医中独特的治疗方法,其对身体的调理有很好的作用。俗话说"药补不如食补",所以对于前列腺炎患者在进行药物治疗的同时,辅助以饮食疗法,可以增强体质、减轻治疗药物的不良反应等,从而达到治愈疾病的目的。

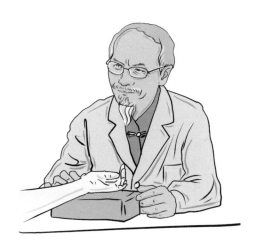

一般来说,前列腺炎患者饮食宜清淡,不宜进食辛辣和肥甘厚味之品,更重要的是禁酒。另外,不宜进食过多的参茸、炖品、壮阳之物。可以多进食鱼类、瘦肉、蔬菜和水果等。

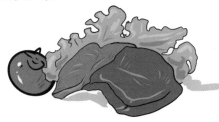

26. 慢性前列腺炎患者为什么要限制刺激性饮食?

酒类、辣椒等辛辣刺激性食物对前列腺及尿道具有明显的刺激作用,食用这些食物后会引起前列腺的血管扩张、水肿或导致前列腺的抵抗力降低,常可引起前列腺不适的临床症状,并有利于前列腺寄居菌群大量生长繁殖而诱发急性前列腺炎,或使慢性前列腺炎的症状加重。

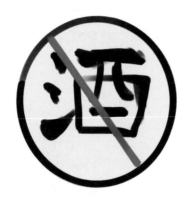

但是在临床工作中发现,造成前列腺充血的主要食品(酒类、辣椒等)并不会导致所有食用者都发生前列腺炎。北方地区因为天寒地冻,人们喜欢通过饮酒取暖;而在南方地区,因为气候湿热,很多居民喜欢食用辣椒,也未见前列腺炎较其他地区高发,关键是要掌握一个"度"的问题,并且对于不同

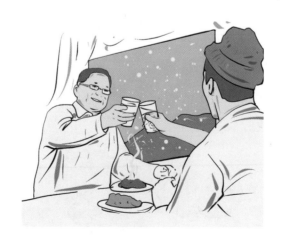

的个体要遵循个体化的原则,因人而异,量力而行。

惧怕刺激性食品会引起前列腺炎而选择拒绝某些食品的情况,不但给人们的日常生活带来很多不便,而且还会造成营养与发育不良的严重后果,甚至影响机体的免疫功能。一些曾经患有前列腺炎但已经治愈者长期对某些食品保持着回避的态度,甚至一些正常人也选择或拒绝使用这些食品,这种草木皆兵的做法也不可取。

27. 前列腺被膜的结构是怎样的?

前列腺最外面的一层由结缔组织与平滑肌所构成的被膜所包绕,自外向内分为三层:①含有丰富静脉和疏松结缔组织的血管层;②纤维层;③与前列腺组织的大量肌肉纤维相连的肌层。这三层组织就是临床上常常提到的"著名的"影响药物吸收的结构基础。前列腺被膜中的结缔组织与平滑肌伸入前列腺实质,将其分成数叶,形成腺组织周围的基质,被膜与基质占前列腺重量的1/3,平滑肌的收缩可促进分泌物的排出。

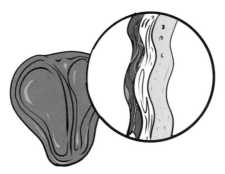

28. 前列腺分几叶以及各叶的临床意义是什么?

前列腺分为五叶,即前叶、中叶、后叶及左右两个侧叶。

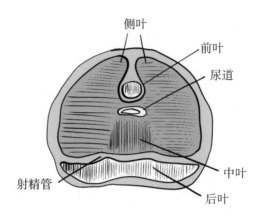

前叶很小,在临床上没有太大重要性。

中叶在两侧叶间,肥大时向膀胱内突出,导致尿道内口后面的膀胱黏膜隆起,易引起排尿困难,甚至尿潴留。

后叶位于射精管开口以下的尿道后面,向上紧贴在中叶后面,直肠指诊时可触及。后叶于两侧叶间并无明显界限,很少发生肥大,但前列腺癌多发生于此叶。

两侧叶最大,位于尿道两侧,直肠指诊时可触及。两侧叶发生肥大时从两侧压迫尿道,很容易造成排尿困难及尿潴留。

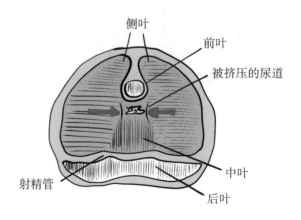

29. 什么是前列腺液？都含有哪些成分？

前列腺液是前列腺分泌的乳白色稀薄液体,它是精液的主要成分,它在精液中的含量仅次于精囊液,约占精液含量的30%。

前列腺液内含钠、钾、钙、镁、锌等离子,氨基酸、葡萄糖及多种酶(包括纤维蛋白酶、葡萄糖醛酸酶及淀粉酶等)。同时,前列腺液是精液中枸橼酸和酸性磷酸酶的主要来源,这两种成分的含量可以作为衡量前列腺功能的指标。

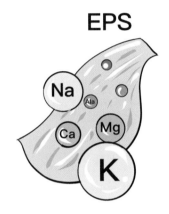

30. 前列腺液检查白细胞总超标,要不要紧？

一些成年男性,可能偶尔在体检中发现自己的前列腺液(EPS)内有超标的白细胞,这种情况对于那些已经康复了的前列腺炎患者更常见,并给他们带来了沉重的精神负担。

尽管前列腺液内白细胞的数量是慢性前列腺炎诊断和区分亚型的主要手段之一,也是疗效判定的重要指标之一,但近年来诸多前列腺液研究结果发现,前列腺液内白细胞数与患者是否存在细菌感染无相关性,与有无临床症状及其严重程度无关,对选择治疗方法的参考价值及治疗反应的预测意义也不大。因此,对前列腺液内白细胞增高在前列腺炎中的作用和意义有

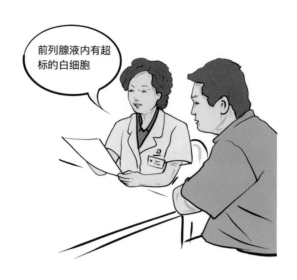

前列腺液内有超标的白细胞

待重新评定。

近年来,国内外学者都发现,20%~30%的健康成年男性的前列腺液内存在超过正常标准的白细胞,可以诊断为无症状的前列腺炎,即美国国立卫生研究院(NIH)最新分类的Ⅳ型前列腺炎。对于这部分人,前列腺内的炎症到底有多大意义还不清楚,多数学者认为对人体没有明显伤害,原则上是不需要进行任何治疗的,只有在他们因此而不能生育或中老年男性在筛查前列腺癌中发现前列腺特异抗原(PSA)增高时才需要给予关注。

31. 前列腺液检验的临床意义是什么?

正常前列腺液为乳白色稀薄液体,显微镜检查时白细胞在每个高倍视野下为1~5个,超过10个表明有炎症。红细胞偶见,红细胞增加为炎症或出血,如精囊炎。上皮细胞少量,大量存在时应排除前列腺癌。卵磷脂小体可见量多,前列腺炎时卵磷脂小体减少。

32. 哪些检查或治疗可引起医源性前列腺炎？

前列腺炎的发病有其一系列的原因，当然也包括一些不适当的检查和治疗，即医源性的原因，主要包括如下2种情况：

（1）膀胱镜、尿道镜检查及导尿、尿道扩张术等操作不严格及器械带菌，均可因为损伤和病原体感染而导致本病。

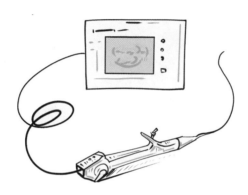

（2）前列腺按摩次数过频、用力过大，经直肠的超声检查操作也可引起前列腺充血水肿而发炎。

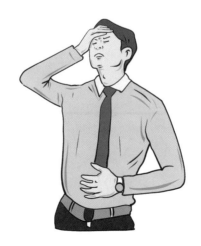

33. 哪些情况下容易造成前列腺过度充血?

（1）性活动异常　有些男性的性欲望旺盛,性生活没有节制;有些男性因为其配偶的身体条件难以进行性生活,又难以控制旺盛的性欲望与性冲动;对性生活错误观念造成的强行"忍精不射",或因为担心配偶怀孕以及其他因素影响而采取的性交中断;个别未婚或婚后分居的男性沉湎于色情刺激,养成了长期过度频繁手淫的习惯等,都可能造成前列腺的反复过度充血。

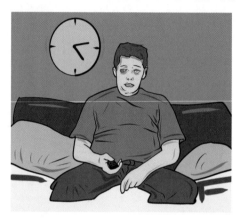

（2）大量食用刺激性食物　饮酒,尤其是酗酒或经常食用辣椒等辛辣刺激的食物,容易诱发所有性器官的充血,包括前列腺的充血。

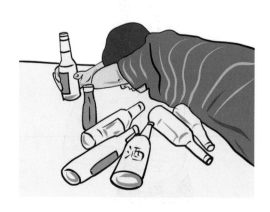

（3）前列腺被动受压　久坐以及长时间的骑跨动作,例如长时间骑自行车等,可能造成前列腺腺体的受压;前列腺检查与治疗过程中进行的前列腺按摩用力过大或次数过多等均可能使前列腺充血。

（4）前列腺局部受凉　天气寒冷时不注意局部的保暖,感受寒湿、寒冷或潮湿对前列腺都是一种不良的刺激,前列腺将发生腺体的收缩和腺管的扩张,从而造成前列腺的广泛充血。

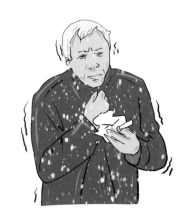

34. 如何进行前列腺的直肠指检?

患者取胸膝位、截石位、侧卧位或弯腰等姿势,医生戴手套,右手示指涂润滑油,轻放入患者肛门,检查前列腺大小、硬度、有无压痛、有无肿瘤及结

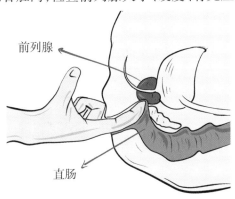

前列腺

直肠

节等。在两侧叶的上方有时可触及精囊。检查时动作应轻柔、仔细,检查结束时按摩前列腺,取前列腺液化验。

35. 慢性前列腺炎直肠指检会有何发现?

慢性前列腺炎病程较长,病变部位可因瘢痕化而缩小,局部可高低不平,触诊前列腺可以感觉到其质地多较硬韧,部分患者可有轻微压痛,个别患者压痛明显。如指检的手指进一步向前探查,在精囊部位感觉到条索或块状物,就表明精囊肿大,局部可有压痛。

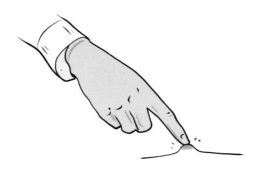

36. 按摩前列腺并提取前列腺液时应该注意哪些事项?

(1)急性前列腺炎时严格禁止进行前列腺按摩。

(2)按摩前列腺时应该用力均匀,避免使用暴力,这可能对前列腺造成伤害,同时也可以使检查结果出现偏差。

(3)按摩获得前列腺液后应该注意观察前列腺液的外观情况,红色的前列腺液怀疑血性前列腺液或局部小血管破溃,而凝固的前列腺液则可能是精囊液而非前列腺液。

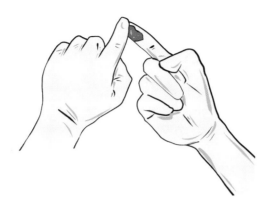

（4）按摩前列腺的同时不要忘记感觉局部的情况，并对比按摩前列腺前后的变化情况，来体会前列腺的病理改变。

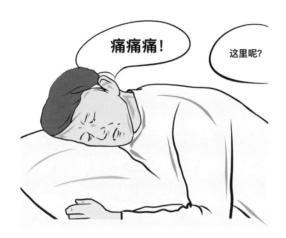

37. 治疗前列腺炎如何规范化使用抗生素？

在治疗前列腺炎中普遍存在抗生素滥用和不规范应用的问题，要特别给予关注。治疗慢性前列腺炎可以使用抗生素的情况：①慢性前列腺炎的急性发作；②慢性细菌性前列腺炎；③ⅢA 型前列腺炎患者存在临床、细菌学或免疫学证据支持感染存在。抗生素治疗规范化原则包括：①急性前列腺炎、慢性细菌性前列腺炎的急性发作期或发热的慢性前列腺炎患者可以立即应用抗生素；②抗生素治疗的最短时间是 2 周，如果症状没有改善则应

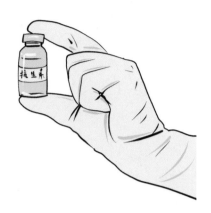

该停止；如果症状改善，应该继续进行2~4周的治疗来取得临床治愈，并期望彻底清除病原体；③抗生素治疗无效者，抗生素治疗时间不应该达到6~8周；④由于其有利的抗菌谱及药代动力学，推荐应用喹诺酮类抗生素，磺胺类药物也可以应用，但应注意其不良反应。

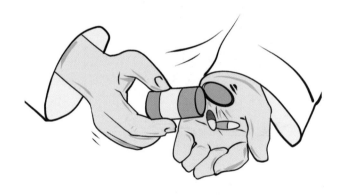

38. 如何判断前列腺炎已治愈？

前列腺炎是否已经彻底治疗好了，还是仅仅改善了症状，是每一个前列腺炎患者都非常关心的话题。下面是前列腺炎治愈的参考标准：

（1）自觉症状消失。

（2）触诊前列腺正常或明显改善。

（3）定位分段尿试验的结果正常。

（4）前列腺液镜检每个高倍镜视野白细胞数少于10个。

（5）前列腺液涂片及培养均未发现致病菌。

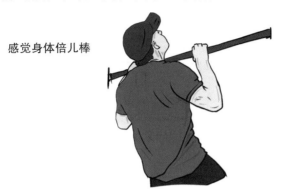

感觉身体倍儿棒

近年来，由于治疗前列腺炎的目的已经改变了，主要是希望控制症状来改善患者的生活质量，所以对于前列腺液内白细胞数量的分析越来越不重要，甚至很少会检查前列腺液，前列腺液内的白细胞数量早已经不作为前列腺炎康复的一个必备指标。

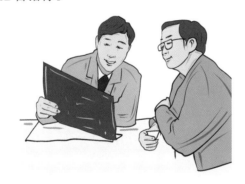

39. 前列腺炎治愈的标准是根治吗？

慢性前列腺炎治愈标准成为困扰医生与学者的一大难题。以往的治愈标准很明确，包括自觉症状消失或明显减轻、触诊时前列腺正常或明显改善、定位分段尿试验正常、前列腺液常规检查正常且细菌培养阴性，但往往

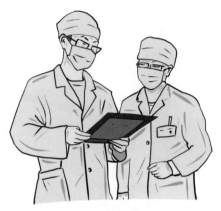

难以达到,且容易反复发作。

现在慢性前列腺炎的治疗目的发生了显著的改变,控制疾病带给患者的不适症状和改善生活质量是治疗目的及成功的关键,因此一些学者大胆地提出不谈治愈标准,因此也就无所谓治愈或根治的问题。

40. 前列腺炎的预后怎样?

急性前列腺炎经及时正确的治疗后,绝大多数患者可获得痊愈,并发的脓肿做切开排脓引流后亦可迅速消失。急性前列腺炎亦可转为慢性前列腺炎,后者需长期治疗。慢性前列腺炎的预后存在巨大差异,多数患者可以完全康复,部分患者存在一定的症状但生活照常,少部分患者不断地遭受前列腺炎症状的折磨。

41. 治疗前列腺炎常用的 α 受体阻滞剂及其注意事项有哪些?

可选择的 α 受体阻滞剂很多,包括哌唑嗪、特拉唑嗪、多沙唑嗪、坦索罗辛等。多数患者对药物治疗反应良好,但中断用药症状易复发,所以连续用药是必要的,国外主张连续服用3~6个月或更长。使用α受体阻滞剂可能会对血管系统和膀胱颈产生一定的影响,要注意其一过性直立性低血压(头晕等)和射精障碍(逆行射精和延迟射精)。

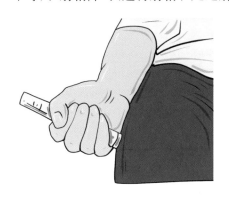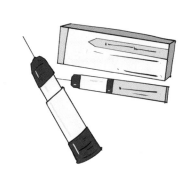

42. 直接进行前列腺内注药的利弊各是什么?

直接前列腺内注射药物的3种途径包括经直肠、经会阴和经耻骨后。这3种途径各有利弊:①经直肠进针,很容易就能进到前列腺内,是直观、便捷、安全且痛苦小的方式,但直肠内细菌很多,尤其是大肠埃希菌,很容易将细菌带入前列腺内引起继发感染,甚至形成前列腺脓肿,导致病情加重;②

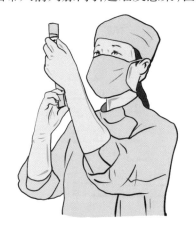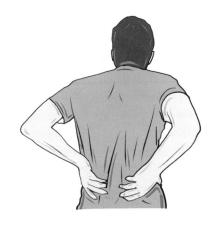

经会阴进针,注射时疼痛较剧烈,不易被患者接受,且由疏松皮下组织构成的会阴一旦出血,易形成血肿;③经耻骨后进针的途径安全、方便,患者无明显不适,但对操作者的技术和熟练程度要求较高,成功率稍低。因此,治疗时要因人而异,并根据操作者的技术熟练程度和患者的意愿选择适当的方法。

尽管直接注入药物解决了药物不易透入前列腺的问题,但仍有不少影响疗效的因素未解决,如前列腺液内锌离子浓度较低、抗菌活性下降、细小结石、前列腺尿液反流、腺管弯曲狭窄影响前列腺液引流通畅、腺体深部的感染菌落等。因此,单用此方法也不能解决所有的问题,对病情复杂、病变严重的病例,尚需配合其他方法进行综合治疗。

43. 温水坐浴对前列腺炎有治疗作用吗?

很多医生在诊治慢性前列腺炎时常常会让患者在进行常规治疗的前提下,进行适当的温水坐浴,甚至不进行任何特殊治疗而把温水坐浴作为治疗的唯一方法。其实,温水坐浴的道理很简单,可以使患者的局部温度增高、肌肉松弛、血管扩张、血液循环加快,促进局部炎症渗出物的消散与吸收,并可以使患者感到温暖舒适,缓解临床症状。

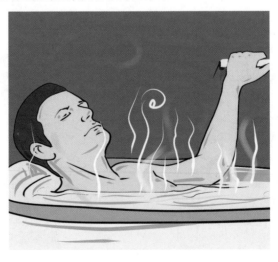

44. 前列腺炎患者如何实施温水坐浴？

温水坐浴无需特殊设备，患者在自己家里就可以进行，简单方便，是治疗慢性前列腺炎有效的辅助措施。具体方法是在大盆里加入接近半盆的水，患者排净大小便后，将臀部坐在盆里。一般水温要求在40~42℃，每次坐浴15~30分钟，中途可以加入热水以维持水的温度，每日坐浴1~2次，坚持治疗到前列腺炎治愈为止。如果在实施坐浴尤其是中药坐浴法后，会阴部出现皮肤瘙痒、皮疹等，就不宜继续坐浴，必要时可听取专科医生的意见。

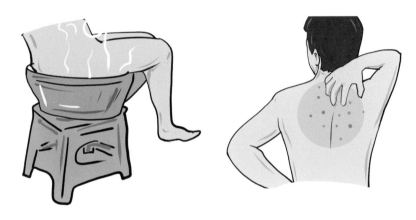

45. 哪些患者不应该坐浴？

由于温水坐浴可能对患者的睾丸产生不良影响，一般对未婚和未育的青年男性是应该禁止的，因为长时间的温水坐浴会使睾丸温度增高，从而妨碍睾丸的生精功能，严重者还将造成睾丸其他功能和结构的改变，使睾丸从此一蹶不振。此外，这种获得性的睾丸损伤，可能导致睾酮分泌减少，有可能使中老年男性雄激素部分缺乏综合征(也称之为男性迟发性性腺功能减退症)提前出现，因而对一般的慢性前列腺炎患者采用温水坐浴也应慎重。

46. 什么情况下不能进行按摩?

前列腺按摩疗法有明确的禁忌证:①急性前列腺炎与慢性前列腺炎急性发作期间禁忌前列腺按摩,以避免引起炎症扩散,甚至引起败血症;②怀疑有前列腺结核、肿瘤的患者禁忌按摩,以避免感染或肿瘤的播散;③前列腺明显萎缩与硬化者,由于按摩治疗效果不佳,一般也不主张进行按摩治疗。

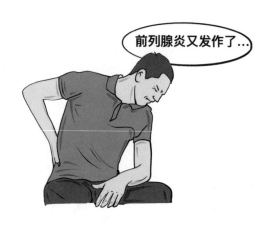

47. 前列腺结石算不算结石?

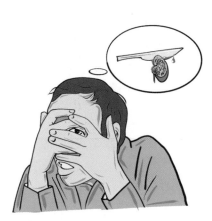

35岁的小陈第一次参加单位体检,其他一切正常,唯独前列腺报了个前列腺结石,小陈的一个远房亲戚曾经有过肾结石手术的经历,让小陈不由得想起自己的前列腺是不是也要挨上一刀呢?

大家可能都听说过胆结石和肾结石,通俗地讲,胆结石和肾结石的形成其实是因为胆汁或者尿液中一些矿物质沉积所致,这种矿物质的沉淀、积聚过程医学上称为矿化。前列腺结石同胆结石、肾结石一样也是人体一种异常矿化表现,矿化现象普遍存在于人体,像牙齿的形成及骨的生长都是正常的矿化现象,但正常的前列腺内部是不应该有结石的。

那么,前列腺内为什么会形成结石呢?目前多数研究认为前列腺结石的形成机制有两点:①尿液反流进入前列腺导管内,尿中的钙盐等成分逐渐沉积形成;②与前列腺炎有关。其中前列腺炎与前列腺结石的关系,可以说互为因果,常常同时存在。当前列腺腺泡和腺管长期伴有感染时,可以造成腺泡扩张,腺管狭窄,导致或加速了前列腺结石的形成。相反,一旦有了前列腺结石,造成前列腺管管腔的阻塞,使腺泡内液体引流不畅从而诱发炎症或导致炎症反复发作。前列腺内部有结石并不等于患了前列腺炎,平时在给前列腺增生患者进行经尿道前列切除手术时就经常看到很多患者前列腺内部有一粒粒的结石,但是这些患者却并没有前列腺炎。

前列腺结石的诊断比较容易,最简单易行的方法就是前列腺超声检查,在超声的影像中可以比较容易地鉴别诊断出前列腺结石。其次,当患者行直肠指诊也就是医生用手指触摸患者前列腺时,如果患者前列腺结石比较多,可以扪及结石的摩擦感,如果结石比较大,则可以扪及硬性结石块。至于前列腺结石的治疗,大家完全不必"谈石色变"。大多数的前列腺结石没

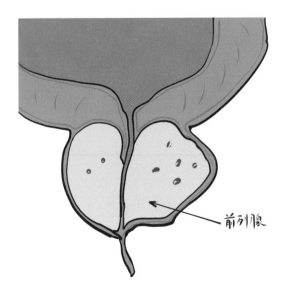

前列腺

有任何症状,对人体也没有什么危害,这类结石大多是在行 B 超检查时偶然发现的,一般不需要治疗。对于结石合并慢性前列腺炎的患者,应该以治疗慢性前列腺炎为主。

48. 生物反馈是怎么回事?

生物反馈技术就是应用功能训练的方法来改善和协调局部肌肉和脏器功能状态的一种自然疗法。生物反馈技术经常用来治疗慢性前列腺炎患者,并取得了一定的效果。可以应用的方法很多,可以指导患者认识并纠正排尿过程中的盆底收缩状态,进行收缩和舒张锻炼,使肌肉活动恢复到正常的动力学范围,鼓励家庭内的肌肉功能持续锻炼,自愿性地松弛盆底肌肉来缓解发作性的疼痛,逐渐增加排尿间隔时间的排尿训练等措施,因此打破了痉挛和疼痛的恶性循环状态。

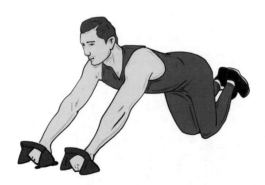

49. 生物反馈为什么能够治疗慢性前列腺炎?

肛周与盆底的疼痛往往与盆底组织结构和功能的不协调及不平衡有关,可能是长期不适当的使用局部肌肉的结果。例如,长时间的坐姿不正容易让局部的肌肉酸痛;不同程度的排尿异常(憋尿等)容易让膀胱胀大而压迫前列腺;肛门直肠运动失调(大便干燥或稀便)也容易对前列腺造成刺激;性功能协调作用的丧失(过度纵欲或严格节制性欲)容易因生殖管道的运动异常而牵连前列腺。上述问题均可能是慢性前列腺炎患者产生疼痛等临床症状的主要原因。

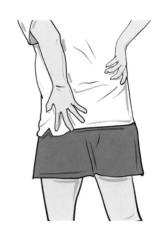

对于这种情况产生的前列腺炎,往往使用药物或手术治疗都难以获得满意的疗效。盆底肌肉的结构与功能性损害可能触发了中枢神经系统对环境适应性的异常改变,导致了慢性疼痛和排尿异常状态,因此,对盆底和腹部肌肉协调活动精确调节的物理治疗可以减少泌尿生殖道和直肠肛门周围的异常,从而改善这些症状。这种运动和感知的学习可以改变外周与中枢系统的疼痛机制,并在中枢神经系统、内脏器官、平滑肌和骨骼肌组织中产生一定的物理改变,这是物理治疗盆底和盆腔脏器疼痛的基础,其中近年来运用较多的就是生物反馈疗法。

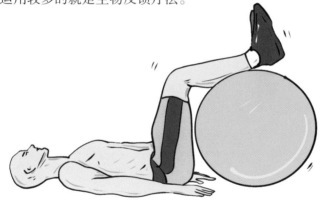

50. 生物反馈治疗慢性前列腺炎的效果如何?

经过一段时间的生物反馈连续治疗后慢性前列腺炎患者的临床症状可以明显缓解,但是,只有在患者学会并能够坚持去除对盆底肌肉产生的这种

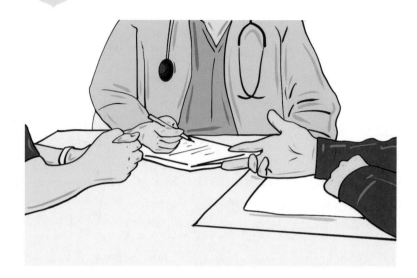

慢性持续性紧张力,临床症状才可以显著减轻或完全消失,然而学会彻底放松盆底肌肉并不是一件容易的事情。

治疗过程中需要患者与指导者密切的配合,并需要患者能够坚持下去才会获得满意的效果。目前还缺乏生物反馈治疗技术长期治疗慢性骨盆疼痛综合征患者的疗效观察和远期随访结果。

前列腺增生篇

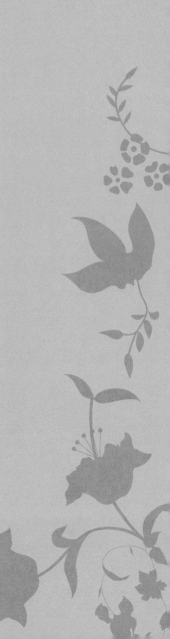

51. 前列腺如何告急?

不知道您在日常生活中是否有过以下尴尬的境遇?例如当您刚刚排完一次小便后没隔多久,又有了尿意,又想去厕所排尿,并且排尿后总是有尿不尽的感觉。如此反复循环进行,严重时甚至每半小时到1小时就要排尿一次,而每次尿量又不多,特别是发生在夜间,会非常影响睡眠质量,导致白天出现头晕、胸闷、精神委靡等不适,严重影响身体健康和工作效率。又比如当您乘坐在行进中的公共汽车、地铁上或是行走在热闹的人群中时,突然感受到强烈而急迫的尿意,而此时又无法立刻找到厕所去排尿,严重时难以控制会发生急迫性尿失禁而尿在裤子上。然而,当您好不容易寻找到厕所,准备畅快地享受释放的快感时,却又发现尿不出来,急得满头大汗。又或者您会慢慢发觉自己排尿已没有以前的畅快,回想当年逆风尿出十丈远,而叹如今顺风竟然尿湿鞋。如果您曾经历过上述的一种或多种情景,那么告诉您很可能是您的前列腺已经出现问题而告急了。

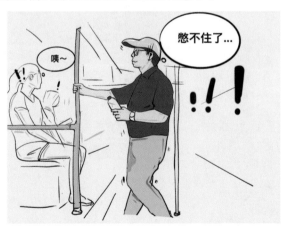

52. 前列腺在哪里?

对于交战双方的士兵来说,前线是两军作战的最前方;对于抗击病毒的医护人员来说,前线是疫区救治的最深处,他们都是最重要的第一线。而男性泌尿生殖系统的第一腺便是前列腺。那么,前列腺究竟长什么样? 具体在我们身体的哪里? 接下来逐一为大家揭开前列腺神秘的面纱。前列腺是男性泌尿生殖器附属腺体中最大的不成对的实质性器官,其外形似栗子,质地坚韧。上端宽大为前列腺底部,下端尖细为前列腺尖部,尖与底之间为前列腺体部,腺体前面隆凸,后面平坦。尿道的前列腺部贯穿于整个腺体实质内。前列腺前后径约为2cm,上下径约为3cm,左右径约为4cm,整个腺体的重量为18~20g。

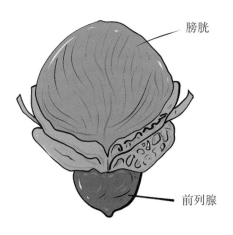

膀胱

前列腺

前列腺位于人体的盆腔内,在膀胱颈与尿生殖膈之间。前列腺底部向上与膀胱颈相连,其后面与精囊及输精管壶腹部相邻,尿道和射精管从底部穿入腺体。前列腺尖部向前下方与尿生殖膈筋膜相接,且尿道自腺体的底部进入从腺体尖部穿出。前列腺的前部由耻骨前列腺韧带固定于耻骨联合,前列腺的两侧紧邻着被覆盆内筋膜的肛提肌,前列腺的后面平坦与直肠的壶腹部相邻。前列腺后面距肛门约4cm,所以通常可以通过直肠指诊触及前列腺的质地和大小。

53. 前列腺是干啥的?

前列腺作为男性泌尿生殖系统重要的腺体,它究竟在我们体内是干啥

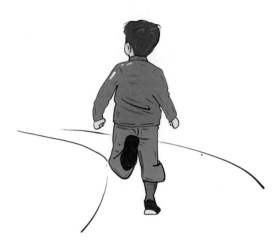

的？起到什么作用？科学研究表明，前列腺在男性健康中发挥着重要且不可替代的作用。其生理功能主要包括参与控制排尿和射精、外分泌功能、内分泌功能。首先前列腺实质内有尿道和两条射精管穿过，前列腺包绕着尿道，与膀胱颈部相连，其环状平滑肌纤维围绕尿道前列腺部，参与构成尿道内括约肌。当我们机体产生排尿冲动时，膀胱逼尿肌开始收缩，与此同时前列腺部的尿道内括约肌松弛，使排尿顺利进行。然后当我们射精时尿道内括约肌则发生收缩使前列腺部尿道的近端闭合，防止精液反流到膀胱内，并将精囊液、前列腺腺泡和腺管内的前列腺液及输精管内的内容物输入到前列腺部尿道，然后排出体外。其次，前列腺作为男性最大的一个外分泌腺，具有外分泌功能，它分泌的前列腺液是精液的重要组成成分，参与精液的凝固和液化过程，并提供精子生存所必需的营养物质。最后，前列腺还具有内分泌功能，前列腺基质组织中含有丰富的5α-还原酶，可将睾丸产生的雄激素睾酮转变为活性更强的双氢睾酮。而双氢睾酮在促进前列腺的生长、发育及发挥分泌功能过程中起到重要作用。

54. 年纪大了，前列腺一定会增生？

前列腺是男性特有的器官，在男性一生的泌尿生殖健康中既能让你喜，也能让你忧。少年不识愁滋味，体会的都是前列腺带给我们的欣喜。然而，年老便会因为这前列腺识尽愁滋味。

年纪大了，前列腺一定会增生吗？回答这个问题前，需要首先弄清楚两

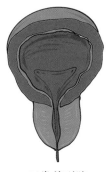 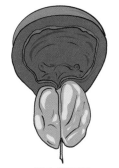

正常前列腺　　　　　　增生前列腺

个不同的概念,就是要分清组织学前列腺增生和临床前列腺增生的区别。组织学前列腺增生是指在手术标本或者尸体解剖标本中发现的前列腺上皮及间质成分的增生。组织学上的前列腺增生发生率是随着年龄的增长而逐渐升高的。通常,小于30岁的男性无组织学前列腺增生的发生,41~50岁患病率为13.2%,51~60岁患病率为20%,61~70岁患病率达50%,71~80岁患病率为57.1%,81~90岁患病率则高达83.3%,而90岁以上的老年男性前列腺增生的发生率接近100%。

临床上前列腺增生又称良性前列腺增生症,是指由组织学上的前列腺上皮和间质细胞成分的增生、导致解剖学上的前列腺体积增大,并且由此而引起的以下尿路症状和尿动力学上表现为膀胱出口梗阻为主的临床症候群,是引起中老年男性排尿困难最为常见的一种良性疾病。

简单地说,临床前列腺增生就是在组织学前列腺增生的基础上进一步发展,并产生了下尿路症状。由此可见随着年龄的增长,前列腺是一定会发生组织学上的增生,但不一定会发生临床前列腺增生,因为只有少部分患者才会出现相关的临床症状。

55. 前列腺咋就肥大了?

前列腺肥大其实是一种俗称,而医学上称之为良性前列腺增生,它是指由于前列腺的上皮和间质细胞增生而引起的前列腺体积增大,并由此引起了尿频、尿急及排尿困难等症状的疾病。由此可见前列腺体积肥大是引起这些症状并导致患者生活质量下降的重要原因。那么,前列腺咋就肥大了?这个问题不仅仅困扰普通老百姓,同样也困扰科学研究者和医生们。因为直到目前为止,良性前列腺增生的确切病因及分子机制尚不清楚。在其病因中,雄激素、雌激素、间质及上皮细胞间相互作用、生长因子、神经递质等多种因素均可能单独或联合对良性前列腺增生的发生、发展起着一定的作用。

总而言之,对某一个器官来说,细胞的数量以及体积决定于细胞增殖和细胞死亡之间的平衡。无论是细胞增殖的增加还是死亡的减少均可打破这一平衡而引起器官体积增大。比如,男性体内的雄激素既可以促进前列腺细胞生长,又可以抑制前列腺细胞的凋亡。因此,任何原因导致的雄激素产生或作用障碍的人均不会发生前列腺增生。例如,我国学者就曾经调查过26名前清太监遗老,这些太监在10~26岁时均曾行过阴囊及睾丸切除术,接受调查时平均年龄已经72岁,切除睾丸的平均时间为54年。调查发现其中有21人的前列腺已经完全摸不到了,其余5人的前列腺也明显萎缩。这一珍贵的资料极有力地证实了雄激素在前列腺发育过程中具有重要作用。此外,人体内还含有大量调控前列腺细胞生长的生长因子,这些生长因子有的能刺激前列腺细胞增殖生长,有的却可以抑制前列腺细胞增殖。并且这些生长因子还可以与激素之间相互作用共同调控前列腺细胞的正常生长,一旦细胞增殖与细胞死亡的平衡被打破,则可促进前列腺增生的发生。

56. 前列腺肥大了为什么会影响排尿?

前列腺肥大后又是如何影响我们排尿呢?要弄清楚这个问题,首先我们来了解一下这个前列腺的内部结构。前列腺在解剖学上可以分为外周带、中央带、移行带、尿道周围腺体区和纤维肌肉区。我们可以发现前列腺的移行带和尿道周围腺体区是紧靠并围绕着尿道,而前列腺增生都是发生在这一区域。随着年龄的增加，前列腺移行带和尿道周围腺体区的体积逐渐增大，增大的腺体向内直接压迫尿道，也可以导致尿道拉长、扭曲，从而增加了尿道的阻力导致排尿困难。增大的腺体也可以向外压迫其余腺体，严重时可以将其余腺体压迫成很薄的一层"包膜"，并突向直肠。此时医生通过直肠

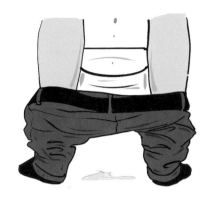

指诊就可以触摸到明显增大的前列腺腺体。另外，随着尿道阻力逐渐增加，排尿越来越费力，机体为了代偿对抗这种阻力维持排尿，就会加强膀胱逼尿肌的收缩导致逼尿肌压力逐渐升高，膀胱逼尿肌在长期的高压状态下，就会引起膀胱的功能逐渐受损，最终导致尿频、尿急等下尿路症状出现。

57. 前列腺增生有哪些常见症状?

由前列腺增生引发的使中老年男性患者发愁的主要症状便是下尿路症状。具体地可以细分为三大类：膀胱储存尿液时期的刺激症状、排尿时期的梗阻症状和排尿结束后的症状。

（1）储尿期的膀胱刺激症状　主要是因为前列腺增生引起膀胱出口梗阻，长期的膀胱内压力升高，导致膀胱逼尿肌功能受损引起的。主要包括尿频、夜尿增多、尿急、尿痛和急迫性尿失禁。尿频和夜尿次数增多是良性前列腺增生患者最常见、也是最早出现的症状，常常容易被忽视。

1）尿频　正常成人白天排尿4~6次，夜间排尿0~2次，排尿次数明显增多称为尿频。明显者每小时均需排尿，甚至1小时排尿数次，严重影响患者的生活质量。

2）夜尿明显增多　可导致患者睡眠质量严重下降，并增加了老年患者跌倒、受伤、骨折等意外风险的概率。

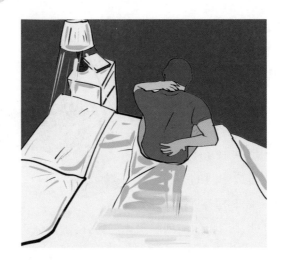

3）尿急　是指突发而强烈的排尿欲望，很难或不能被主观抑制而延迟。患者一旦出现尿意，即迫不及待地需要排尿，无法忍耐，病情严重者甚至会出现急迫性尿失禁。

4）尿痛　是指患者排尿时尿道或伴耻骨上区、会阴部疼痛。多数是因为前列腺增生合并尿路感染或尿路结石引起的，疼痛程度轻重不一，轻者为尿道灼热感，重者痛如刀割。

（2）排尿梗阻症状　是因为前列腺增生导致尿道前列腺部机械性梗阻以及前列腺、尿道和膀胱颈平滑肌收缩引起的动力性梗阻所致。主要包括排尿费力、尿线变细、尿无力、排尿等待、排尿踌躇和尿流中断。

1）前列腺增生向内压迫尿道，造成机械性梗阻，引起尿道压相应增高，导致尿流率明显降低，患者在前列腺增生早期即出现排尿时间延长、尿线变细、尿流分叉、射程变短等症状。

2）前列腺增生后期　逼尿肌功能受损，收缩产生的膀胱内压不足以克服尿道压力，常需要增加腹压才能排出尿液，这时患者主要表现为排尿费力，甚至需要按压下腹部才能排尿。

3）排尿等待　是因为随着前列腺的逐渐增大，尿道内压不断增高，逼尿肌收缩使膀胱内压升高，克服尿道阻力所需时间延长，当积累压增高到超过尿道内压时尿液才能排出，因此患者常常需等待数秒至数分钟才能开始

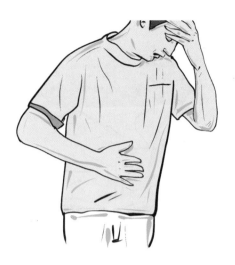

排尿。而排尿障碍往往又会导致患者心理紧张,造成膀胱出口处括约肌收缩不能及时松弛,与膀胱逼尿肌收缩配合不协调,因此患者排尿踌躇症状进一步加重。尿流中断是指尿道内压继续增大,膀胱逼尿肌不能始终保持其压力直到排尿结束,患者不自主的出现尿流中断,有时需暂作休息,按摩小腹,增加腹压后可继续排尿。

(3)排尿后症状　主要包括排尿后滴沥和尿不尽感,是由于前列腺部梗阻、尿道内压增高所引起的尿线无力,患者常常出现尿液滴湿鞋裤,影响生活及形象。而膀胱残余尿增多则是引起排尿不尽感的主要原因。

58. 有没有办法自我监测前列腺的症状?

其实,前列腺增生的症状是完全可以自己监测的。监测的办法很简单,这就是记排尿日记。排尿日记是指在不改变生活状态和排尿习惯的基础上连续记录(一般为72h)摄入液体量、排尿时间、每次尿量等情况,它能比较客观地反映真实的排尿状态,对评估排尿是否有异常非常有用。由于前列腺增生症状往往是逐步缓慢出现的,再加上受一些传统的固有观念束缚,因此很容易被忽视。例如,前列腺增生最常见和最早期的症状便是尿频和夜尿

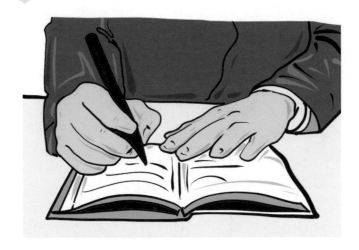

增多。正常成人白天排尿平均为4~6次,夜间排尿为0~2次。如果排尿次数明显增多而且排尿后经常有尿不尽感则预示着前列腺可能出了问题。又或者以前排尿很通畅,尿线很有力度,但是近期开始出现排尿踌躇、排尿费力、尿线变细、尿程变短甚至排尿时经常湿鞋等症状,也是表明前列腺有问题了。因此,当您出现以上的不适症状时,您需要前往医院去咨询专科医生的意见。然而,日常生活中绝大多数老年人认为这只是年纪大了以后的自然现象,不认为是一种病态,更不会意识到其对身体健康的影响,因此也就不会主动去就诊就医。

59. 前列腺增生怎么诊断?

某中年男子参加公司组织的健康体检,做B超检查时发现前列腺增生肥大了,而此时他并没有任何不舒服或是排尿异常。那么,他是不是就可以诊断为前列腺增生呢? 答案当然是否定的。

医生通过对患者进行症状、体征的详细评估,并结合相关辅助检查后才对患者做出前列腺增生临床诊断的,并不是仅仅根据B超检查测量的前列腺的大小来判断的。

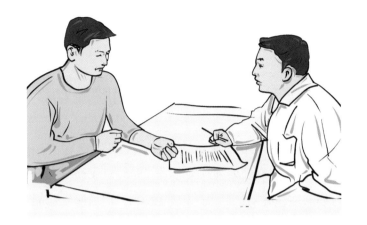

（1）直肠指诊　前列腺增生最重要的体格检查就是直肠指检,这也是对前列腺增生诊断最有效、最简单的一种检查方法。通过直肠指诊可对前列腺的大小做出粗略的估计,同时也可以感知前列腺腺体的边界、形状、质地、对称性、中央沟情况、表面光滑程度、是否存在结节、是否有压痛等。

（2）辅助检查　经直肠B超是最主要的检查方法之一,超声可以准确地测量前列腺的大小,也可以清晰地显示前列腺的内部结构,对前列腺疾病的鉴别诊断有重要帮助价值,同时超声也可评估测量膀胱的残余尿量。如果怀疑有前列腺癌的可能,则需要同时检测血清前列腺特异抗原（Prostate Specific Antigen,PSA）和前列腺MRI,必要时需要进一步穿刺活检来明确诊

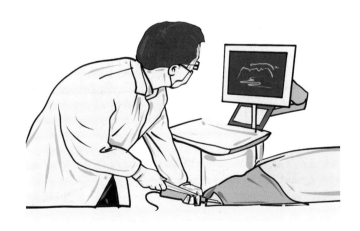

断。总之，医生是综合了患者的症状、体征以及相关的辅助检查后做出诊断的，并不是仅仅靠着一张B超检查单就能诊断的。

60. 拿什么来判断前列腺增生对膀胱功能的影响？

老周因排尿不畅伴反复的尿路感染多年就诊，医生在给他做了尿常规和泌尿系统B超检查时发现前列腺增生合并膀胱巨大憩室的形成。于是医生告诉老周，你的前列腺增生已经比较严重，已经造成膀胱功能的不可逆损害，需要手术治疗，药物治疗已经无效了。老周并不知道膀胱憩室是什么？也不理解前列腺增生和膀胱憩室有什么关系？更没意识到目前自己的膀胱功能已经受到了明显的损害。

实际上，前列腺增生虽然病变在前列腺，但最先伤害的却是膀胱，前列腺增生时前列腺的体积逐渐增大，对尿道的压迫也越来越严重，致使膀胱排空尿液的阻力也就越来越大。膀胱为克服出口处阻力而"拼命地"加强收缩致使膀胱壁的逼尿肌发生代偿性肥厚，呈现出小梁小室的改变。由于膀

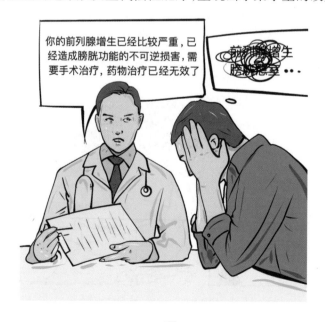

胱内压力长期持续地增高,会使膀胱黏膜自逼尿肌肌束间薄弱处向外膨出,因而形成了膀胱憩室。另外,由于膀胱出口阻力增加,每次排尿后,不能将膀胱内的尿液完全排空,导致膀胱内始终残留一部分尿液,而残余尿量的增多,致使尿液内的一些杂质逐渐沉积下来形成膀胱结石,也是反复发生难以控制的尿路感染的主要原因。前列腺增生导致膀胱小梁小室及膀胱憩室等形态的改变是可以通过 B 超检查或者膀胱镜检查来明确证实的,而前列腺增生导致膀胱逼尿肌收缩功能的改变是可以通过尿动力学分析仪检测来明确的。

61. 尿动力学检查对前列腺增生诊断的价值在哪里?

尿动力学分析仪检查可以判断膀胱出口是否有梗阻存在,以及膀胱逼尿肌功能是正常、亢进还是减弱,对前列腺增生是否需要手术治疗以及术后疗效的判断具有重要价值。

首先要测定的是尿流率。尿流率检查通常主要测定四项数据:最大尿流率、平均尿流率、排尿时间及尿量,其中最重要的诊断指标是最大尿流率。一般情况下,50 岁以上的男性最大尿流率以 > 15 mL/s 为正常,当最大尿流率 < 10 mL/s 时就要考虑有下尿路梗阻性疾病存在的可能了,需要进一步检查鉴别。然而尿流率的测定受膀胱内尿量的影响,因此在进行尿动力学检查前,应嘱咐患者充分饮水,以尿量达到 250~400 mL 并产生尿意时为最佳,尿量最少也要有 150~200 mL,否则会影响检查结果的客观性。

除了尿流率测定外,还要做一下检查:①充盈时膀胱测压;②尿道压力图;③压力和流率同步检查;④排尿时尿道压力图;⑤压力和尿道外括约肌肌电图同步检查。

总之,尿动力学检查的意义和价值在于明确患者是否存在膀胱出口梗阻、逼尿肌顺应性和收缩功能以及尿道括约肌的功能状态。它对合理选择

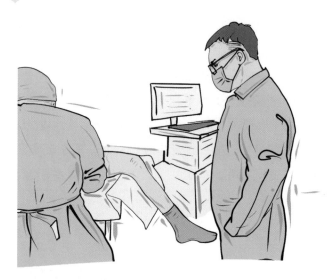

手术病例,预测手术效果具有重要价值。此外,尿动力学检查还有以下作用:①鉴别引起排尿困难的原因。因为一部分患者膀胱无力、逼尿肌/尿道括约肌协同失调及不稳定性膀胱也可产生排尿困难。②明确前列腺增生所致尿路梗阻的程度和膀胱逼尿肌的功能状态。③评价、预测治疗的效果。

62. 都是前列腺增生,孰轻孰重?

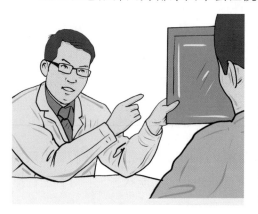

老王和老张都因为排尿困难去医院就诊,两人均被诊断为前列腺增生。老王经检查后发现前列腺大小约为50g,而老张的前列腺大小约为80g。那么,是不是意味着老张毛病要比老王严重呢?其实并不是这样的。

前列腺增生疾病的严重程度并不能仅靠前列腺大小来判断,而是要根据前列腺增生的症状、体征、辅助检查以及是否造成器官功能损害的并发症等综合因素来评估和判断。

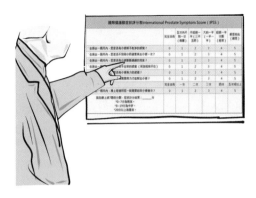

前列腺增生症状的严重程度可以通过国际前列腺症状评分表(IPSS)进行评估。IPSS评分表一共设计了7个问题,每个问题根据出现的频次从"无"到"几乎每次",分别对应的评分是0~5分(具体见下表)。因此IPSS评分范围从0~35分,代表着从无症状至严重症状。按评分将症状分为轻、中、重三度,0~7分为轻度症状,8~19分为中度症状,20~35分为重度症状。

国际前列腺症状(IPSS)评分表

在最近1个月内,您是否有以下症状?	在5次中						症状评分
	无	少于1次	少于半数	大约半数	多于半数	几乎每次	
1. 是否经常有尿不尽感?	0	1	2	3	4	5	
2. 2次排尿间隔是否经常小于2小时?	0	1	2	3	4	5	
3. 是否曾经有间断性排尿?	0	1	2	3	4	5	
4. 是否有排尿不能等待现象?	0	1	2	3	4	5	
5. 是否有尿线变细现象?	0	1	2	3	4	5	
6. 是否需要用力及使劲才能开始排尿?	0	1	2	3	4	5	
7. 从入睡到早期一般需要起来排尿几次?	没有	1次	2次	3次	4次	5次	
	0	1	2	3	4	5	
总评分:							

另外,前列腺增生的严重程度还可以通过一些客观的辅助检查如残余尿量和最大尿流率,以及是否造成器官功能损害来判断。例如,虽然老王的前列腺增生的症状评分比老张低一点,前列腺的大小也比老张小一点,但是老王被诊断前列腺增生时发现残余尿有 300 mL 左右,最大尿流率只有 5 mL/s,同时有膀胱憩室形成或者有双肾积水,那么老王的疾病自然要比老张的严重。因为前列腺增生最严重的并发症是因长期的慢性梗阻导致肾脏和输尿管扩张积水,肾功能受损,进而发生的肾功能衰竭、尿毒症等。

63. 前列腺增生会带来哪些严重后果?

通过一个真实的案例来告诉大家前列腺增生会带来什么样的严重后果。老李,68 岁,因恶心、呕吐伴纳差 3 天就诊,入院检查发现血肌酐 650μmol/L,B 超检查发现慢性尿潴留、双肾双侧输尿管扩张积水。最终诊断为前列腺增生引起的肾功能衰竭,留置导尿 1 周后肾功能稍有好转,肌酐降至 320μmol/L,但未能降至正常范围内。进一步检查发现老李是由于前列腺增生造成膀胱出口梗阻,长期的梗阻引起膀胱功能的不可逆损害,膀胱逼尿肌无收缩功能,此时已经失去手术机会,只能长期留置导尿管。长期留置导尿管虽然能够引流尿液,但严重影响生活质量。还会带来导尿管相关并发症,比如尿路感染、血尿、膀胱结石等。

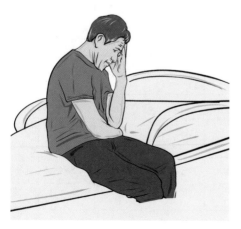

前列腺增生虽然是一种良性的疾病,但是如果不引起重视、不及时诊治的话也会带来类似恶性疾病的严重后果。这些严重的后果主要包括:反复尿路感染、膀胱憩室、膀胱结石、膀胱肿瘤、急迫性或充盈性尿失禁、尿潴

留、腹股沟疝、痔疮、肾和输尿管扩张积水、肾功能不全或尿毒症等。

反复尿路感染是由于排尿困难，膀胱内残余尿增多引起。这些残余尿就为细菌生长繁殖提供了良好的生长条件，在机体抵抗力降低时，就会引起尿路感染，出现尿频、尿急、尿痛、血尿或脓尿等症状，严重者会引起全身性的感染，表现为寒战、发热、腰腹疼痛等。

膀胱结石的形成也是与残余尿量增多有关。尿液中的杂质小颗粒会在膀胱内积聚，如滚雪球般逐渐增大，进而形成结石。膀胱结石可以是一枚也可以是多枚，大小各异，直径小至 0.5 cm、大者达 10 cm 以上。由于膀胱结石在膀胱内活动度较大，与膀胱黏膜摩擦明显，因此患者大多数会有肉眼血尿、排尿疼痛和排尿中断等症状。

膀胱肿瘤的发生与前列腺增生时尿中致癌物质与膀胱黏膜接触时间延长有关，同时存在的膀胱慢性炎症、膀胱结石及膀胱憩室又可促使膀胱黏膜癌病变的发生。

前列腺增生引起的尿失禁主要是充盈性尿失禁。是指膀胱内尿液积聚太多，膀胱内压力逐渐增高，一旦膀胱内压力超过尿道阻力时，尿液就会不自主地流出尿道外口。

急性尿潴留是前列腺增生引起膀胱功能损害的一个常见的并发症。表现为突发地不能自主排尿，伴下腹部胀痛，非常地痛苦。此时患者需紧急送

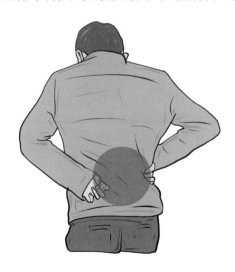

至医院就诊处理。急性尿潴留往往是在慢性尿潴留的基础上发生的，尤其是在感冒、劳累、饮酒、性生活或憋尿以后发生，也有因为治疗其他疾病的药物诱发，例如阿片类制剂和抗胆碱能制剂等。

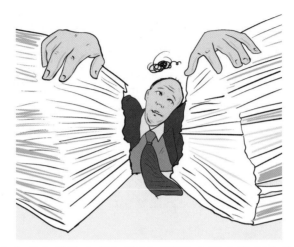

腹股沟疝和痔疮的发生都与排尿时腹腔内压力增高有关。因此，对患有腹股沟疝或痔疮的老年男性来说，手术治疗前必须弄清楚是否有良性前列腺增生，如果有，则应首先或者同时治疗前列腺增生。否则，只修补腹股沟疝而不治疗前列腺增生造成的膀胱出口梗阻，那就是"治标不治本"，必然会导致手术的失败。

前列腺增生引起的最严重的并发症就是慢性肾功能不全或者肾功能衰竭等。这是由于前列腺增生造成膀胱内压升高导致膀胱输尿管反流，引起双侧肾脏、输尿管扩张积水，并最终导致肾功能受到损害，严重者导致肾功能衰竭或尿毒症等发生。到了这个阶段，疾病已经造成了器官功能的不可逆损害，即使手术治疗，效果也不理想了。

64. 前列腺增生会不会遗传？

良性前列腺增生和其他疾病一样，与环境及遗传因素有一定的关系。

家族中直系亲属有前列腺增生患者的人群中,其前列腺增生的发病率要高出 30%。不仅如此,他们出现症状的年龄要比正常人群早,他们的前列腺特异抗原(PSA)的水平及前列腺体积也比正常人群高。

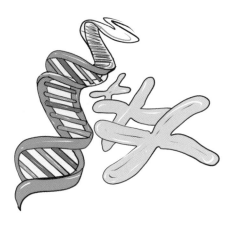

一项针对手术摘除前列腺患者的男性亲属的调查发现,他们中前列腺增生的发病率明显高于对照组。这个调查结果客观地说明了遗传因素可能与前列腺增生的发病有一定的相关性。进一步通过遗传实验研究发现,良性前列腺增生可能是常染色体显性遗传疾病。研究表明,在 60 岁以下因前列腺增生而接受外科手术治疗的患者中,约有 50% 是与遗传有关。然而,关于遗传因素在良性前列腺增生发病中的具体机制还将有待进一步的研究证实。

65. 前列腺增生和前列腺癌是"父子"还是"兄弟"?

老赵今年 65 岁,因排尿困难半年就诊并被诊断为前列腺增生,目前口服药物治疗,排尿困难的症状明显改善并也很稳定地保持了近 1 年左右。虽然老赵目前对自己排尿症状的控制很是满意,但是老赵一直有一个心病难以释怀,那就是担心自己前列腺增生的毛病哪天会不会变成前列腺癌?

事实上,随着年龄的增长,前列腺增生的发病率确实明显增高,已经成为引起中老年男性排尿困难最为常见的一种慢性疾病。不仅是老赵,其实

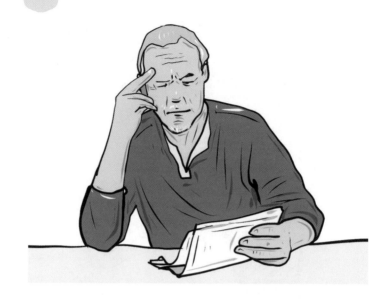

　　大多数前列腺增生的患者都会担心前列腺增生会不会演变为前列腺癌。那么,前列腺增生和前列腺癌之间的关系到底是怎样的呢？前列腺增生和前列腺癌是发生在同一个腺体里的2种不同疾病,相互之间没有因果关系,但是可以并存。从发病部位来看,虽然它们都是起源于前列腺组织,但是它们的发生部位却是不相同的。前列腺增生好发于前列腺腺体的内部,即前列腺的移行部和中央部。而前列腺癌的好发部位主要是在前列腺腺体的外部,也就是外周带。如果把前列腺比喻成橘子的话,那么前列腺增生好发于橘子肉的部位,而前列腺癌则好发于橘子皮的部位。从病理学来看,前列腺增生的上皮主要是由高圆柱形以及扁平立方形细胞组成,它与正常的上皮之间细胞结构无明显的差别。而前列腺癌的病理特征是正常的腺体结构消失,代之为肿瘤性腺体浸润性生长。从超微结构来看,前列腺增生的细胞改变是有量变特征的,而不是腺体形态的改变。前列腺癌细胞则显示出细胞超微结构恶性变的转变。这些方面的发现有力地支持了前列腺增生和前列腺癌是无关的两种疾病的论点。尽管如此,由于良性前列腺增生和前列腺癌在临床表现方面有很多相似之处,在诊断之前应该做好鉴别。可见前列腺增生和前列腺癌之间既不是"父子"也不是"兄弟"的关系。

66. 患了前列腺增生马上就需要治疗?

现如今,很多单位送给员工的福利都是安排体检。不少人拿到体检报告时会看到这样的结论:"前列腺增生,建议泌尿外科就诊",其中不乏一些年龄为40~50岁人员。而这些人绝大多数也都没有任何排尿相关的症状,因此根本不用担心,因为前列腺增生毕竟是老年人才得的病。体检之所以报告前列腺增生,是因为根据B超检查测量前列腺体积稍微超出正常范围罢了。这仅仅是数字上的大小,且此时患者又没有相关的

下尿路症状,因此没有什么临床意义,大家只需要坦然处置即可,不需要任何治疗的。

那么,对于经过临床医生综合评估诊断为良性前列腺增生症的患者,此时需要马上治疗吗? 对于只有轻度下尿路症状(IPSS评分≤7分)的患者,以及中度以上症状(IPSS评分≥8分)但生活质量尚未受到明显影响的患者也可以暂时不需要特殊治疗,采用观察等待的方式处理。而在采用观察等待方式之前,应该对患者进行比较全面的检查以排除各种由前列腺增生引起的相关并发症。

观察等待的内容主要包括:

(1)患者教育 应该向接受观察等待的患者介绍前列腺增生的相关知识,包括下尿路症状和前列腺增生的临床进展过程,特别要告知患者注意了解观察等待的效果和预后情况。

(2)生活方式指导 适当地限制饮水可以缓解尿频症状,例如,夜间和出席公共社交场合时限制饮水量,但是每日总的摄水量不应少于1 500 mL。酒精和咖啡具有利尿和刺激作用,会引起或加重尿频、尿急症状,因而

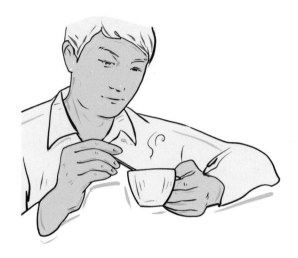

应尽量避免摄入含酒精和咖啡因类的饮料。指导膀胱训练,鼓励患者适当
憋尿,以增加膀胱容量和排尿间歇时间。指导进行精神放松训练,尽量把注
意力从排尿的欲望中转移开,减少排尿次数。

定期随访,观察等待过程中最重要的就是定期随访。一般从观察等待
开始后的第6个月进行第一次随访,以后每年进行一次随访。随访的目的
主要是了解患者疾病进展情况,是否有症状加重或者是出现了前列腺增生
引起的相关并发症。在随访中根据病情的变化随时可终止观察等待而改为
药物治疗或外科手术治疗。

对于有中、重度下尿路症状且已经明显影响生活质量的前列腺增生患
者就需要马上治疗了,严重者甚至需要手术治疗。

67. 治疗前列腺增生是否可以药到病除?

药物治疗是良性前列腺增生的一个主要的治疗方法,由于目前治疗良
性前列腺增生的药物种类较多、效果也很不错,这直接导致了需要手术治疗
的患者越来越少。一般情况下,绝大多数有临床症状的前列腺增生患者,在
刚开始服药时,治疗效果都会比较理想。随着疾病的不断进展,药物治疗的

效果也就越来越差。因此,药物治疗前列腺增生只是控制和减轻症状、延缓疾病的临床进展,并不能完全根除或者说是彻底治愈,在治疗的过程中仍需要坚持长期的随访药物治疗的效果。如果出现药物治疗效果逐渐变差的情况,那么就需要进一步检查评估是否需要更换其他的治疗方式,例如手术治疗等。

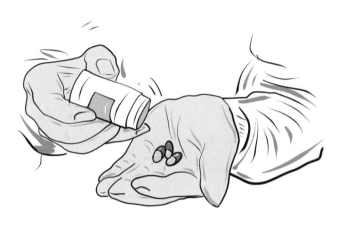

前列腺增生患者药物治疗的短期目标是缓解患者的下尿路症状,长期目标则是延缓前列腺增生疾病的临床进展,预防并发症的发生。在减少药物治疗不良反应的同时保持患者较高的生活质量,是前列腺增生药物治疗的总体目标和原则。

68. 前列腺增生都有哪些治疗药物?

目前治疗前列腺增生的药物品种繁多,既有西药又有中成药物,但是主要概括下来有五大类:

(1)α受体阻滞剂 良性前列腺增生的患者除了增大的腺体引起的机械性梗阻外,前列腺部位的平滑肌张力增加也是导致排尿困难的主要因素,称之为功能性梗阻。前列腺部位平滑肌的张力主要是通过肾上腺素与α受体结合控制。因此,α受体阻滞剂能阻断肾上腺素与膀胱颈部及前列腺内平滑肌上的α受体的结合,从而降低平滑肌的张力,解除下尿路梗阻,改善排尿困难。常见的α受体阻滞剂有坦索罗辛、特拉唑嗪、多沙唑嗪、阿夫唑嗪等。然而α受体阻滞剂有一定的不良反应,常见的包括头晕、头痛、无力、困倦、直立性低血压、逆行射精等。直立性低血压更容易发生于老年及高血压患者中。因此,此类药物一般建议在睡前服用比较合适。

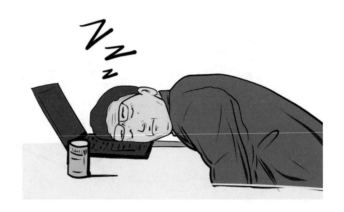

（2）雄激素抑制剂（5α还原酶抑制剂）　由于人体内睾酮必须在5α还原酶的催化下转换成双氢睾酮才能作用于前列腺并引起前列腺增生,故双氢睾酮才是真正引起前列腺增生的"罪魁祸首"。常用的5α-还原酶抑制剂有非那雄胺和度他雄胺两种,长期服用可以缩小前列腺体积而改善排尿不畅症状和减少急性尿潴留的发生,甚至可以减少手术实施的需要。

（3）M受体阻滞剂　M受体拮抗剂通过阻断膀胱毒蕈碱（M）受体（主要是M_2和M_3亚型）,缓解逼尿肌过度收缩,降低膀胱敏感性,从而改善BPH患者的储尿期尿频、尿急的症状。托特罗定、索利那新是目前临床常用药物。前列腺增生患者如果无明显的梗阻症状,而且以储尿期症状为主,残余尿量无明显增加时,M受体拮抗剂可以单独应用。治疗过程中,应严密随访残余尿量的变化。M受体拮抗剂的不良反应包括口干、头晕、便秘、排尿困难和视物模糊等。多发生在用药2周内和年龄>66岁的患者。如果残余尿量>200 mL时M受体拮抗剂应慎重应用,逼尿肌收缩无力时不能应用。尿潴留、胃潴留、窄角性青光眼以及对M受体拮抗剂过敏者禁用。

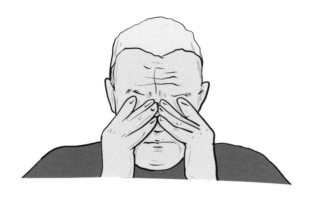

（4）磷酸二酯酶-5抑制剂　磷酸二酯酶-5在阴茎海绵体内、膀胱、前列腺和尿道组织中广泛表达。目前已经成为治疗勃起功能障碍的明确靶点，近些年的研究发现，磷酸二酯酶-5抑制剂对前列腺增生患者也有治疗作用，确切的机制尚不十分清楚。可能与松弛逼尿肌、抑制膀胱、前列腺的自主活动有关，磷酸二酯酶-5抑制剂对于前列腺增生合并有勃起功能障碍的患者是比较合适的选择。目前临床常用的磷酸二酯酶-5抑制剂有万艾可和希爱力等。

（5）植物制剂　这是我国治疗良性前列腺增生特有的药物，种类很多，主要有：前列康、癃闭舒、翁立通等。

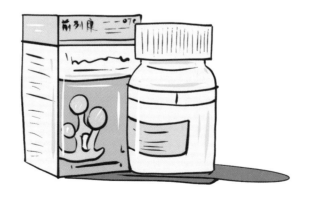

69. 服用药物治疗前列腺增生有哪些注意事项?

前列腺增生是泌尿外科最为常见的慢性疾病,绝大多数患者都会经历较长时间的服药历程,因此很多患者在接受药物治疗时必然有很多焦虑,概括下来应注意以下几个问题:

(1) 药物是否有效 患者可以通过自我感觉来判断,比如排尿是否比之前通畅? 尿频是否缓解等? 可以通过 IPSS 评分、QOL 评分是否改善来评估,也可以通过检查明确,比如残余尿是否减少? 尿流率是否增加等?

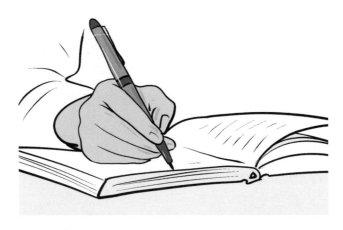

(2) 药物是否有明显的不良反应 例如服用 α 受体阻滞剂常见的不良反应头痛、头晕、直立性低血压等。因此,对于前列腺增生合并有高血压的患者在服用 α 受体阻滞剂时应该经常监测血压情况,根据血压的情况来减少甚至可以停用原来的抗高血压药物,以避免发生严重低血压等意外事件。另外服用 5α-还原酶抑制剂还可以引起勃起功能障碍等性功能异常。

(3) 联合用药 一般情况下对于有下尿路症状且前列腺体积≥40 mL 的患者需要同时服用 5α-还原酶抑制剂和 α 受体阻滞剂。而对于有下尿路症状,以储尿期症状为主,无明显的梗阻症状,且残余尿量无明显增加时,可联合使用 α 受体阻滞剂和 M 受体阻滞剂,可能会有口干、便秘等不适。对于

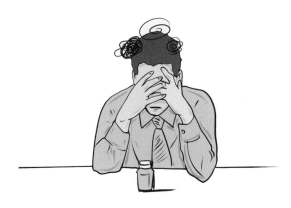

前列腺增生合并有勃起功能障碍的患者还可以联合磷酸二酯酶-5抑制剂。

（4）是否还能继续服药，当患者服药一段时间后，排尿困难的症状不见缓解反而逐渐加重，这时应该及时前往医院进行检查，如果出现尿潴留或发现残余尿量＞60 mL，最大尿流率＜10 mL/s，或者发现有合并膀胱结石、膀胱憩室等，都应该放弃药物治疗，并接受手术治疗，不能因为惧怕手术而一味地服药导致病情进展，甚至引起膀胱功能及肾功能的不可逆损害。

70. 前列腺增生可以预防吗？

前列腺增生老年男性常见的慢性疾病，严重危害着患者的身心健康，影响患者的生活质量。虽然不能从生理状态下阻止前列腺的增生，但是可以通过一些适当的措施来延缓和预防临床前列腺增生症的发生和进展。如果平常能做到以下几点便可以更好地养护前列腺。

（1）少食辛辣刺激性食品　辛辣刺激性食品既可导致性器官充血，又会使痔疮、便秘症状加重，压迫前列腺，加重排尿困难。

（2）不可憋尿　憋尿会造成膀胱过度充盈，使膀胱逼尿肌张力减弱，诱发排尿困难。

（3）避免久坐　经常久坐会使会阴部充血，引起排尿困难。所以建议多参加文体活动及体育锻炼等,有助于减轻症状。例如,老罗非常喜欢打麻将,一上桌就会连续打七八个小时。有时候为了不影响打牌,甚至都不会去厕所,长期下来就养成了憋尿的习惯,殊不知久坐和憋尿会对前列腺有很大的损伤。

(4)慎用药物 有些药物可引起或加重排尿困难,其中主要有阿托品、麻黄素片、异丙基肾上腺素等。

(5)有规律的性生活 是维持前列腺良好状态的条件之一。

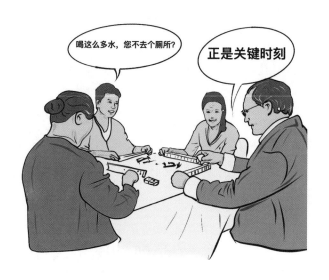

71. 前列腺增生何时需要手术治疗?

当一个前列腺增生的患者疾病进展到需要手术治疗时,大多数情况是因为他的下尿路症状比较严重且已经明显影响了他的工作与生活质量,同时也是经历过较长时间药物治疗无效或者效果不理想,又或者是患者也不愿意坚持长期服用药物治疗了。另外在出现以下几种情况时,也表明您需要手术治疗了。

(1)反复出现尿潴留 即至少在一次拔除导尿管后仍不能排尿或者是出现过2次尿潴留。例如,老马诊断前列腺增生多年,一直口服药物治疗,但是疗效确实越来越差,1个月前发生排尿不出,到医院急诊检查发现残余尿600 mL,于是就直接留置了导尿管。1周以后拔除了导尿管,起初排尿还可以,可是最近越来越困难,1天前再次发生排尿不出,就再一次留置了导尿管。那么,这时候的老马就应该需要手术治疗了。

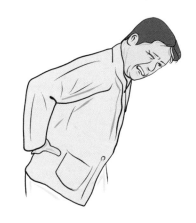

（2）肉眼血尿或泌尿道感染 由于前列腺增生而引起的反复的肉眼血尿或泌尿道感染的发生。前列腺增生引起的肉眼血尿一般是初始的肉眼血尿,主要是增生的前列腺腺体中有丰富的扩张充血的毛细血管分布,而这些毛细血管又很容易破裂,于是就会导致肉眼血尿的发生。出血严重者会导致贫血和膀胱内大量血块形成,需要急诊手术止血。另外,前列腺增生导致膀胱出口梗阻会引起残余尿量增加,而有残余尿存在的情况下又极易诱发尿路感染的发生,且也会导致尿路感染治疗效果不佳,容易反复发作。

（3）积水或肾功能损害 前列腺增生合并有膀胱结石,或者是由于前列腺增生而引起的肾脏、输尿管扩张积水,甚至导致肾功能损害等。例如,老吴有排尿不畅的症状已经很多年了,最近发现排尿时疼痛明显而且还经常发生排尿中断和肉眼血尿,老伴多次劝他去医院检查检查,但是老吴就是不听。不料这天突然尿不出来了还伴有明显地腹胀腹痛,这才去医院就诊。检查下来发现膀胱内有尿液约500 mL,另外还有一个鸡蛋大小的结石,并且还发现双肾、双输尿管都已经扩张积水了。医生告诉老吴这些情况都是前列腺增生引起的,而且说病程也不是一两天了,已经拖了很久,现在最好的办法就是手术治疗。

（4）并发症治疗效果不佳 前列腺增生合并有大的膀胱憩室、腹股沟疝、严重的痔疮或是脱肛,临床医生判断如果不解除下尿路梗阻难以达到满意的治疗效果。这是因为前列腺增生造成膀胱出口梗阻,引起排尿不畅,那

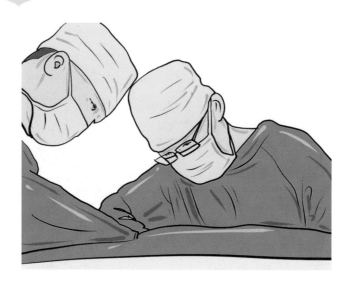

么患者必然会增加腹压来协助排尿，而长期的腹压增加则会诱发腹股沟疝、痔疮等疾病的发生或者术后再发。

72. 前列腺增生手术方式有几种？

随着医疗设备和技术的发展，前列腺增生的手术方式已经从传统的开放的耻骨上前列腺摘除手术发展到目前的经尿道的微创手术治疗。开放性

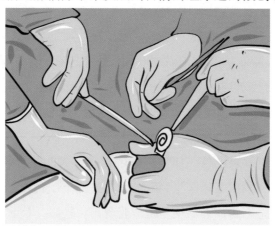

手术具有创伤大、出血多、患者恢复慢等劣势，目前已经逐渐淡出临床常规诊疗了。除非患者因尿道狭窄导致置入内镜失败而无法进行经尿道的微创手术。经尿道微创手术就是经过人体的自然腔道（尿道）置入内镜进行的微创手术治疗，不会有任何的切口，且具有创伤小、出血少、恢复快等优势，已经成为临床应用的主流手术方式。

最早取代传统开放手术成为前列腺增生症外科治疗金标准的是经尿道前列腺电切术（TURP），至今已有90余年的历史了。虽然传统TURP具有损伤小、恢复快、无切口等优点，但是多个随机比较性研究发现其存在以下缺陷：

（1）腺体切割不足，多数术者仅能切除整个增生腺体的50%左右，因此术后的复发率明显高于开放手术，达6%~18%。

（2）存在水中毒、大出血等严重并发症。该方法不能有效控制出血，造成大量水吸收，可能引起肺、脑水肿等严重的并发症，降低了手术的安全性。

（3）对于体积大的前列腺（80g以上）发生出血等严重并发症的概率明显增加，因此该手术方式的使用明显受限。

而不断涌现出的各种新的治疗前列腺增生的微创方法，正试图部分替代或者完全取代TURP的地位。例如，经尿道前列腺等离子切除术、经尿道前列腺激光切除术、经尿道前列腺扩裂术、经尿道前列腺部尿道支架植入术、经尿道前列腺微波治疗术、经尿道前列腺射频消融治疗、经尿道前列腺聚焦超声治疗等。这些新技术中其中有两项技术已经动摇了传统TURP的金标准地位了。其一是双极等离子技术，该技术于2000年左右问世，采用等离子体来切割和凝固腺体组织，由于其优良的凝固效果和使用生理盐水作为灌洗液的特点，使水中毒、出血等并发症的发生率显著降低，大大地提高了手术的安全性。因此，目前该术式得到了普遍推广，已经普及到全国各地区的县级医院。其二是激光技术的飞速发展，使得激光治疗前列腺增生不但在效率和安全性上与TURP相当，在减少术中出血、住院时间以及导尿管留置时间上也明显优于TURP，特别是在处理大体积前列腺时优势更加明显，效果与开放手术相比没有显著差别。

73. 什么是前列腺剜除术？它与前列腺切除术有什么区别？

前列腺切除术和剜除术是目前外科治疗前列腺增生常用的两种不同的手术方式,要充分理解它们之间的区别,首先就要了解前列腺增生的解剖结构。如前文详述,前列腺增生是始于前列腺的移行带和中央带,随着增生腺体的逐渐增大,向外压迫前列腺的外周带,致使前列腺的外周带受压菲薄,形成类似一层膜样结构包绕着增生的腺体,这层膜样结构称之为前列腺的外科包膜。而前列腺的外科包膜和增生的腺体之间天然存在一个潜在的易于分离的间隙,在开放手术中,术者的手指就是沿着这层间隙将前列腺增生的腺体从外科包膜上剥离下来的。为了便于大家更好地理解,我们还是以橘子为例,把橘子肉比作增生的腺体,把橘子皮比作前列腺的外科包膜。那么前列腺的切除术是指从内到外、由橘子肉到橘子皮,一小块一小块地逐步切除橘子肉直到看见橘子皮为止。而前列腺的剜除术则是首先寻找到橘子肉和橘子皮之间的这层间隙,然后沿着这层间隙将橘子肉整块的从橘子皮上剥离下来,最后再用组织粉碎器粉碎后吸出来。由此可见前列腺切除术和剜除术最大的不同是手术的理念不同,而完成两种不同手术方式的能量平台既可以是等离子电极又可以是各种类型的激光。

那么,与前列腺切除术相比较,剜除术有哪些优势呢？总体归纳下来有

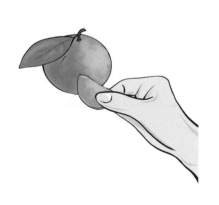
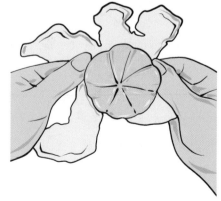

以下几点:

（1）沿着外科包膜进行解剖式腔内剜除，由于彻底剥离了增生的腺体，术后尿流率改善明显，可最大限度改善患者术后排尿情况。

（2）一次性止血、阻断血流彻底，减少术中出血。

（3）进一步减少并发症的发生，由于剥离彻底，界限清楚，减少了术中误损伤的机会。

（4）腺体切除彻底，术后残留腺体少，几乎无复发的可能性。

（5）缩短了手术时间，特别对于体积越大的前列腺其优势越明显。

74. 激光治疗前列腺增生是怎么一回事？

激光是20世纪以来继半导体、电脑与核能之后，人类的又一重大发明，被人们称为"最快的刀""最高效的光"等。随着人们对激光认识的不断加深与激光技术的不断发展，目前激光已经应用到各行各业之中，并发挥着重要作用。如激光切割、激光测距和激光雷达等高精尖工程都离不开激光的应用。1960年激光开始应用于医学领域，经过60年的发展，激光技术从临床诊断、治疗到基础医学研究都被广泛应用，目前激光医学已经初步发展成为

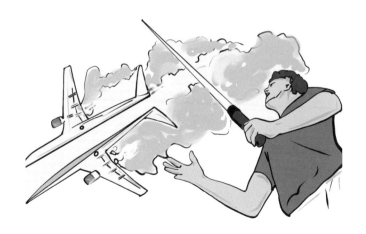

一门体系较为完整且相对独立的新型交叉学科,在医学科学中起着越来越重要的作用。

前列腺的激光治疗是指利用激光的光热效应对前列腺组织产生汽化、切割和凝固作用,从而达到治疗的目的。根据激光不同的物理特性分为连续波和脉冲波,激光对组织的穿透深度是影响前列腺手术效率和安全性最重要的参数,决定了组织的汽化效率和凝固深度。激光因其出血少、切割效率高、并发症少、恢复快、安全有效等优势越来越广泛地应用于前列腺增生的手术治疗。目前常见用于临床的激光有钬激光、绿激光、铥激光和半导体激光等。

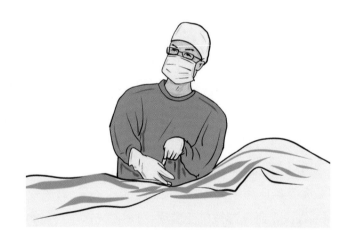

(1)钬激光　波长2140 nm,穿透深度0.3~0.4 mm,有组织汽化、切割和止血作用。钬激光是脉冲波,具有爆破效应,有利于寻找间隙,将增生的腺体从前列腺外科包膜上完整地剜除下来。另外,钬激光还可以同时处理前列腺增生合并尿路结石。钬激光前列腺剜除术适用于体积＞40mL的前列腺,其并发症的发生率与TURP相当,但对术后改善排尿症状方面更有优势,且对使用抗凝或者抗血小板药物的患者也是安全的。

(2)铥激光　波长2013 nm,组织穿透深度0.25 mm,以水为递质,能被水完全吸收的连续波激光,主要依靠光热效应对组织进行汽化、切割、凝固,达到边切边凝的效果。前列腺增生患者铥激光手术后的症状、最大尿流率和残余尿量的改善情况与钬激光剜除或等离子剜除术相当,但在出血量、留置导尿管时间等方面优势更明显,且对患者的性功能影响也不大,同样也适用于合并抗凝治疗或有出血倾向等疾病的前列腺增生患者。

(3)绿激光 波长为532 nm,组织穿透深度0.8 mm,能被血红蛋白吸收,但不能被水吸收,因此止血效果比较好,但是不被水吸收,在水中很少衰减,因此导致前列腺包膜或者膀胱穿孔的危险性增加。对于接受抗凝治疗的高危患者,绿激光手术也是安全的。

(4)半导体激光 波长有940 nm、980 nm和1470 nm等,为连续波,组织穿透深度0.4~5 mm,能被水和血红蛋白联合吸收,切割效率高,止血能力强,组织凝固带薄,热损伤小。术后症状和尿流率的改善也良好。

总之,从前列腺激光手术的物理特性来看,以钬激光为代表的脉冲波激光,其爆破和切割能力强,但汽化、凝固和止血效能相对薄弱,主要应用在碎石和前列腺剜除手术中。以铥激光、绿激光和半导体激光为代表的连续波激光,其汽化、凝固和止血效能强,但爆破效能很弱,主要应用于前列腺组织手术。

75. 激光治疗前列腺增生会影响性功能吗?

老宋虽然只有55岁,但是患有前列腺增生病史已经3年了,一直服用药物治疗,可是最近1年排尿困难的症状逐渐加重了,先后也发生过2次排尿不出,放置过导尿管。医生建议他最好还是手术治疗,但是老宋了解到前列腺增生手术后可能会引起勃起功能障碍或者逆行射精等性功能障碍的并发症,所以他一直拖着不愿意手术。因为老宋是二婚后重组家庭的,有一个比自己小20岁的老婆,他担心手术后出现性功能障碍会影响家庭生活和夫妻感情。

阴茎勃起是由神经、内分泌、血管和阴茎海绵体组织精密调节并协调完成的一种复杂的生理过程,几乎涉及全身的各个系统,其中精神和心理因素在勃起过程中也发挥着重要作用。由于前列腺增生的患者几乎都是50岁

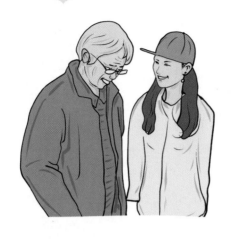

以上的老年患者,且随着年龄的增长,其勃起功能障碍的患病率和严重程度本身就逐渐增加,加之前列腺增生的各种手术治疗方法均会对患者性功能产生一定的影响,所以前列腺增生患者术后发生性功能障碍发生率比较高。

前列腺增生的手术虽然绝大多数都是微创手术,但较易发生逆行射精、勃起功能异常、射精功能异常、性欲减退等性功能障碍。主要原因是支配阴茎勃起的血管神经丛在紧贴着前列腺与尿道膜部的后外侧,距离仅有数毫米,而阴茎的勃起神经丛在前列腺部则集中在5点钟和7点钟的位置,距离前列腺包膜也仅有数毫米。手术时电流的烧灼、透热或液体外渗引起的勃起神经的损伤,以及过度切除膀胱颈部腺体组织损伤膀胱颈部内括约肌导致逆行射精的发生。另外,前列腺增生的患者往往会合并有慢性前列腺炎,这就更使增生的腺体与包膜之间粘连紧密,手术时增加了损伤包膜外神经丛的可能。

激光的热损伤范围小,因此对前列腺包膜外勃起神经损伤小。另外,激光止血效果好、切割效率高,且多数情况下切割和止血同时完成,避免反复多次止血而造成的前列腺包膜穿孔损伤等,如果采用保留膀胱颈部内括约肌的手术方式,也会大大减少术后逆行射精的发生率。但是激光手术,特别是剜除术后性功能方面最明显的改变是精液量减少,这主要是由于剜除术将绝大部分的腺体组织切除,精液中失去了前列腺液成分所致。

总而言之,前列腺增生的激光手术也会在一定程度上发生勃起功能障碍、逆行射精等性功能障碍,但由于其能量的组织穿透深度浅,对勃起神经的损伤小,因此其对前列腺增生术后患者性功能的影响方面具有一定的优势。例如,研究报道铥激光前列腺增生手术对患者术后的性功能影响不大,

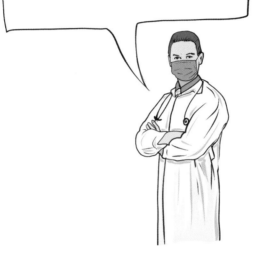

前列腺增生的激光手术也会在一定程度上发生勃起功能障碍、逆行射精等性功能障碍，但由于其能量的组织穿透深度浅，对勃起神经的损伤小，因此其对前列腺增生术后患者性功能的影响方面具有一定的优势。

可作为一种比较合适的方法推荐给相对年轻的、对性功能要求比较在意的前列腺增生患者。

76. 激光治疗前列腺增生后需要注意什么？

老高因前列腺增生导致反反复复排尿不出、尿潴留有半年左右,终于下定了决心在上个月做了经尿道前列腺激光切除手术。目前是术后1月,恢复得很好,排尿比术前明显通畅,仿佛回到了年轻时候的状态,尿频尿急症状也基本消失了,术后也未出现尿失禁,总体感觉非常的满意。最近老高的心情一直很不错,就约了三五好友一起出去钓鱼游玩,老朋友们一起骑着自行车来到湖边开始垂钓。不到半天的工夫就钓了很多鱼,老友们都很开心,

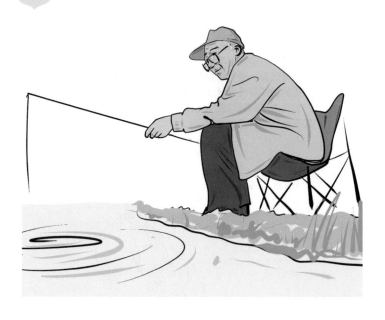

晚上就把鱼吃了,还一起小酌了几杯酒。谁知道夜间老高就开始出现肉眼血尿了,还尿出了一些小血块,吓得老高连夜赶紧前往医院就诊。医生详细询问病史并做了相关检查后告诉老高,你这个出血应该是前列腺增生术后创面出血的,是由于你长时间骑自行车直接压迫刺激了创面,再加上饮酒引起,幸运的是目前出血量不大,膀胱内血块也不大,保守治疗应该可以痊愈。听完医生的话,老高这才松了一口气,心想术后恢复的很不错,太大意了。

可是老高还是不太明白,术后一直很好,为什么就突然出血了。其实前列腺增生激光手术后创面修复一般需要3个月左右,所以在术后的3个月内

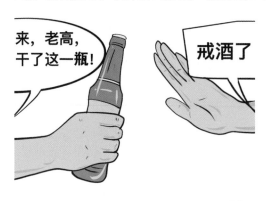

还是有一些注意事项需要关注的,以免影响手术效果。首先,就是需要多饮水,保证足够的尿量来冲刷前列腺部尿道,这样既利于创面的生长修复,又不容易引起泌尿道的感染。其次,术后尽量避免久

坐,尤其是不要坐硬板凳或者是骑自行车等,因为这样会直接压迫会阴部,刺激前列腺的创面,会引起破裂出血的可能,出血严重者甚至需要再次手术。最后前列腺增生激光手术后应尽量避免饮酒和吃辛辣刺激的食物,要多吃鲜水果、蔬菜,保持大便通畅,避免用力大便时造成未完全愈合的前列腺创面再次破裂出血。

77. 前列腺增生的患者该如何选择合适的治疗方法?

前列腺增生的治疗方式有观察等待、药物治疗和手术治疗。手术治疗的方式有很多种,那么,怎样才能选择比较合适的治疗方式呢? 绝大多数前列腺增生患者应尽量采用口服药物治疗,万不得已的情况下才接受手术治疗。接受手术治疗时也尽量选择微创手术。

(1) 药物治疗要适度 药物治疗理所当然是良性前列腺增生患者的首选治疗方法。治疗良性前列腺增生的药物总共有三大类,而每一类型中又有很多种具体的药物。一定要听从医生的专业意见,能一种药物治疗的尽量不要联用。如果一定要联合用药的话,要选择不同作用机制药物联用。随着病情的不断进展,药物治疗的效果会越来越差,必然会有一部分患者需要手术治疗。

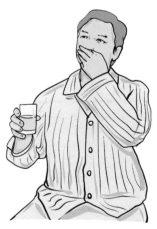

（2）选择好手术时机 一般情况下,良性前列腺增生患者如有下述情况时应尽量考虑手术治疗。

1）经较长时间的药物保守治疗无效,排尿困难的症状逐渐加重,残余尿>60 mL,最大尿流率<10 mL/s,或反复多次的尿潴留（至少有一次拔除导尿管后仍然不能排尿）。

2）前列腺增生引起的反复肉眼血尿。

3）前列腺增生引起的反复尿路感染。

4）前列腺增生合并有膀胱结石、膀胱憩室、腹股沟疝等。

5）前列腺增生引起的肾脏、输尿管扩张积水,甚至引起肾功能不全。前列腺增生最先损伤的器官就是膀胱,因此,前列腺增生最佳的手术时机应该是在出现膀胱功能损害之前。千万不可久拖不治,导致膀胱收缩功能受到不可逆的损害时才接受手术治疗,因为这时即使手术,效果已经很不理想了。

（3）正确认识微创手术 所谓微创手术就是通过人体自然存在的腔道,将特殊的器械置入体内进行手术的。与传统开放手术比较,确实有创伤小、恢复快的优势,但是一些特殊情况下是无法实施微创手术的,例如患者合并有明显尿道狭窄,无法从尿道内置入器械等。

（4）合理地选择前列腺微创手术方式 目前临床上应用最为广泛的治疗前列腺增生的微创手术是经尿道前列腺等离子电切术。而新近发展的激光手术具有切割效率更高、出血更少等优势,已经有取代等离子电切术的趋势了,但是激光手术对设备和技术的要求较高,所以目前并未能完全得到普及和推广。另外,还有一个重要的因素就是患者具体的病情,根据不同患者选择个体化的治疗方

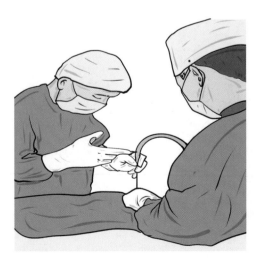

式。例如,对于小体积的前列腺可以利用激光良好的组织消融能力对前列腺腺体组织进行汽化,操作简单易行,也可以采用传统的经尿道前列腺等离子电切术;对于中等体积的前列腺,可以采用汽化切割术,将腺体组织汽化成小块状,然后再吸出来;而对于大体积的前列腺,一般采用汽化剜除术的方式,沿着前列腺外科包膜将增生的腺体整块或分成几块剜除下来,并用组织粉碎器粉碎后吸出,一般不推荐传统的电切术。

78. 前列腺手术后排尿就一定满意吗?

　　前列腺增生手术以后排尿就一定满意了吗? 这里通过两个实例来告诉大家。老钱和老孙都是受排尿困难困扰多年的前列腺增生患者,好不容易在家人支持下鼓足勇气、下定决心做了前列腺增生的微创手术,可是术后偏偏两个人都遇到了不顺利的情况。老钱术后3天刚拔掉导尿管又出现了排尿不出,急得直抓脑袋,不得不再次留置导尿。而老孙则是出现了另外一种情况:想小便时,跑厕所都来不及,直接尿在了裤子上,弄得狼狈不堪。老钱和老孙都很纳闷也很不理解,为什么会出现这样的情况?

　　其实,绝大多数良性前列腺增生的患者接受手术治疗后排尿困难症状

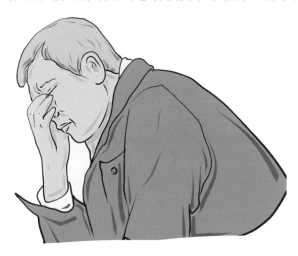

会明显改善,但也有少部分患者手术后症状不能有效地缓解,排尿仍然不是很满意。例如,术后短期内由于膀胱颈及后尿道的水肿导致拔管后仍然出现排尿不出,这时一般需要再次留置导尿管3~5天,待创面水肿减轻或消除后拔管方可自行排尿。此时需要耐心地与患者进行解释沟通,消除患者的焦虑情绪。

另外,由于长期的膀胱出口梗阻或者糖尿病等因素导致膀胱逼尿肌收缩力下降或逼尿肌与括约肌协调功能失调等引起的膀胱收缩功能不全,这种患者即使手术解除了膀胱出口梗阻,术后排尿困难症状也难以缓解,可能仍需要服用相关药物辅助治疗。术后远期可能由于尿道狭窄或者膀胱颈部挛缩再次引起排尿困难的发生,这部分患者往往是术后近期的一段时间排尿很通畅,但是随着时间的延长发现尿线逐渐变细了,排尿再次变得不畅了,因此需要定期随访,早期发现问题早期处理。

部分前列腺增生的患者术后会出现尿失禁,多数是急迫性尿失禁或者是压力性尿失禁,特别是用剜除的方法治疗的大体积的前列腺增生患者,这

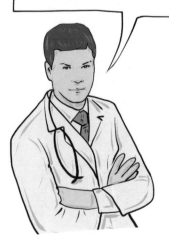

部分前列腺增生的患者术后会出现尿失禁,多数是急迫性尿失禁或者是压力性尿失禁,特别是用剜除的方法治疗的大体积的前列腺增生患者,这是由于术后尿道的关闭压降低而导致,多数为暂时性的尿失禁,可以通过药物辅助和提肛锻炼或者盆底康复治疗恢复。

是由于术后尿道的关闭压降低而导致,多数为暂时性的尿失禁,可以通过药物辅助和提肛锻炼或者盆底康复治疗恢复。

79. 前列腺增生术后尿失禁的康复治疗是怎么一回事?

尿失禁是前列腺增生术后比较常见的一个并发症,是指患者在拔除导尿管后出现的,不能自我控制排尿而出现不同程度的尿液漏出现象。最常见的类型为压力性尿失禁,也可表现为急迫性尿失禁和混合性尿失禁。急迫性尿失禁多于术后尿路感染、创面炎症刺激、逼尿肌协调能力减弱等因素有关,症状较轻,一般辅助药物治疗,在术后1个月内就能恢复。而压力性尿失禁指突然腹压增加后使尿液不受控制的漏出,主要是由于术后膀胱颈口括约肌损伤、尿道关闭压降低所引起。

前列腺增生术后尿失禁的康复治疗主要是针对术后出现的急迫性尿失禁、压力性尿失禁和混合性尿失禁的治疗,这些尿失禁绝大多数都是暂时性的,术后通过康复治疗可以恢复。目前主要的术后康复治疗的措施有药物治疗、提肛锻炼、电或磁刺激等盆底康复治疗以及中医的针灸疗法。如果是

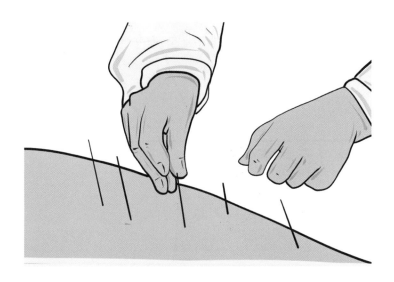

由于手术损伤了尿道外括约肌而造成的真性尿失禁,则可能需要进一步手术治疗,应用上述康复治疗措施疗效一般不理想。

80. 不能或者不愿做手术怎么办?

老黄今年80岁了,有前列腺增生病史多年,一直口服药物治疗。近2年症状越来越重,发生过5~6次尿潴留了,但是由于老黄的身体情况太差、基础疾病太多,有高血压、冠心病、糖尿病、脑梗死等,目前还一直口服抗凝药物治疗。医生告诉他手术的风险太大,希望他能理解并且慎重考虑。

老余今年56岁,虽然还相对年轻,但他也是被前列腺增生困扰多年了,导尿管都插过2次了。医生建议他最佳的治疗方式就是手术治疗,但是术后有可能发生勃起功能障碍或者逆行射精等性功能问题。因此,老余也开始忧虑,不知该怎么选择。

上述两个病例是临床上非常常见和具有代表性的案例。确实这样的情况处理起来比较棘手。手术确实存在相关风险,而不手术又无法改善生活质量。因此,这时需要和医生进行详细地沟通,具体情况具体分析,慎重选择合理的治疗方式。对于那些合并有严重的心、肺、脑等基础疾病的前列腺

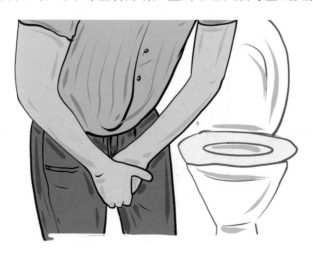

增生患者,由于身体条件太差不能耐受手术治疗或者有强烈恐惧感不愿意接受手术治疗的前列腺增生患者,就像老黄这种情况的,那只能接受长期留置导尿或者耻骨上膀胱造瘘术,且定期需要前往医院更换导尿管或者是造瘘管,由此其生活质量必然很差。有一部分患者经过系统的内科治疗并发症和精心地调节全身情况后,在做好充分的术前准备后,可以尝试利用激光的优势做创伤最小的汽化术。而对于相对年轻的担心术后会出现性功能障碍或者其他并发症的前列腺增生患者,随着现代医疗技术的发展,我们还可以选择更加微创的手术方式,例如经尿道的柱状水囊前列腺扩裂术、经尿道前列腺支架植入术等,从而为这类患者带来福音。

81. 前列腺增生手术可以预防前列腺癌吗?

很多患者都会有这样一个疑问:我做了前列腺增生的手术,前列腺都已经切除了,以后是不是就不会得前列腺癌了? 换言之,前列腺增生手术可以预防前列腺癌吗? 答案当然是否定的。

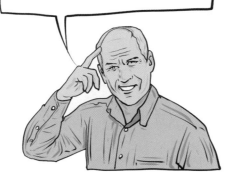

前列腺增生和前列腺癌是发生在前列腺腺体内的两种不同疾病，两者之间没有因果关系。前列腺增生好发于包绕着尿道的前列腺移行带和中央带，增生后直接压迫尿道导致排尿不畅，而前列腺癌则是好发于前列腺的外周带。前列腺增生微创手术是切除压迫尿道、造成梗阻的那部分增生的腺体组织，而并非完整地切除整个前列腺腺体，残留的前列腺外周带组织仍是前列腺癌的高发部位，因此前列腺增生手术是不可能预防前列腺癌的。

由此可见前列腺增生术后仍需要定期的随访，随访的内容不仅是术后排尿的通畅情况和术后远期的并发症等，更重要的一个内容就是随访残留腺体会不会发生前列腺癌。可以通过血清前列腺特异抗原（PSA）、直肠指检（DRE）、经直肠的前列腺超声（TRUS）和磁共振（MRI）等检查来随访监测。

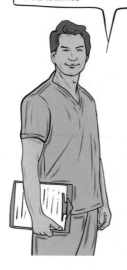

前列腺增生术后仍需要定期的随访，随访的内容不仅是术后排尿的通畅情况和术后远期的并发症等，更重要的一个内容就是随访残留腺体会不会发生前列腺癌。可以通过血清前列腺特异抗原（PSA）、直肠指检（DRE）、经直肠的前列腺超声（TRUS）和磁共振（MRI）等检查来随访监测。

82. 前列腺增生和急性尿潴留之间有什么关系？

75岁的老张一天睡觉到半夜突然小腹胀痛致醒，直觉告诉老张必须立刻马上到卫生间排空。虽然感觉体内有"千军万马"在奔腾不息，可是站在马桶边使出了九牛二虎之力，依然不见点滴尿液。大汗淋漓的老张只能在急救120的协助下来到医院急诊，被医生诊断为急性尿潴留。那么，什么是急性尿潴留？和前列腺增生有没有关系呢？

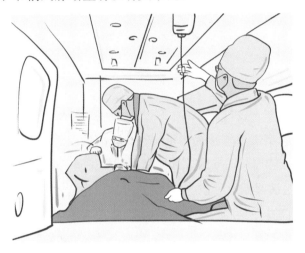

所谓急性尿潴留就是突然不能自己排尿，膀胱内的尿液越积越多。患者虽然有强烈的排尿欲望，但无论怎么用力，就是一滴尿也排不出来。不仅如此，发生急性尿潴留以后，患者的下腹部因为膀胱的过度充盈而膨隆，并且出现剧烈的胀痛，使患者觉得痛不欲生，就像老张的遭遇一样。

那么，急性尿潴留到底是怎样发生的呢？首先我们了解一下正常的排尿过程是咋样的。人类的排尿活动是一个在神经系统控制下的复杂过程，当"司令部"(大脑)发送排尿的"指令"后，膀胱逼尿肌便开始收缩，增加膀胱内的压力，同时由前列腺把守的后尿道这道闸门在指令下敞开，尿道内的压力下降，当膀胱内的压力高于尿道内的压力，尿液便流出体外。有前列腺增生的患者，由于前列腺增大及其内部平滑肌张力增高，相当于闸门的开放并不通畅，尿道压力本身就高于正常人。与此同时，由于长期排尿困难、尿流梗阻的原因存在,膀胱逼尿肌功能或多或少受到损害,因此,膀胱的压力也有所下降,这对于排尿来说就是"雪上加霜"。这种情况严重到一定程度就导致了尿液不能排出体外,即发生了急性尿潴留。

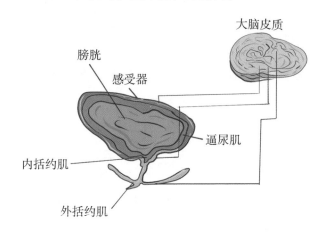

除了前列腺增生导致膀胱和尿道的功能改变之外,还有一些外因会影响乃至加重排尿障碍从而导致急性尿潴留的发生。

（1）不良生活习惯及其他 饮酒、久坐可以引起盆腔充血,增加尿道压力,有些患者有憋尿的习惯,这会导致膀胱的过度充盈,逼尿肌压力下降,这些习惯都会诱发急性尿潴留。此外,天气骤然变冷,如不能做好防寒保暖工作,人体的神经系统会出现应激反应,导致尿道压力增高,膀胱逼尿肌肌力下降,直接引起尿潴留。

（2）泌尿外科某些检查或者操作 有些患者平时小便还可以,但因为做了前列腺按摩或者经直肠超声引导下前列腺穿刺等检查,这些操作直接引起了前列腺的水肿,增加了尿道压力,"闸门"紧闭出现急性尿潴留。还有就是前列腺增生患者因为其他疾病需要手术,在麻醉后逼尿肌功能恢复较慢,排尿时膀胱内压力降低,也可以引起尿潴留。

（3）其他疾病引起 脑梗死、脑血栓等中枢性疾病影响了排尿"司令部"的正常运行,这会直接影响排尿的协调性,常导致急性尿潴留,而便秘、盆腔内感染等疾病会导致盆腔充血,前列腺水肿、膀胱功能下降也会引起尿潴留。

（4）药物作用 一些治疗其他疾病的药物可能会诱发急性尿潴留，比如治疗感冒的药物含有一种 α 受体兴奋剂，可以增加尿道部的压力，服用后可能诱发急性尿潴留。还有用来治疗肠道痉挛、肾绞痛等的药物，如阿托品、654-2 等，因为可以同时降低逼尿肌收缩力，用药后也会导致急性尿潴留。因此，建议患者在用药之前详细阅读说明书，有些药物在说明书上明确写出了前列腺增生患者慎服。

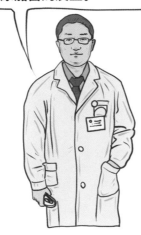

急性尿潴留是前列腺增生的严重并发症之一，也是前列腺增生疾病进展的危险信号，必须引起我们的关注。既要积极治疗前列腺增生，也要注意避免一些危险因素，预防急性尿潴留的发生。

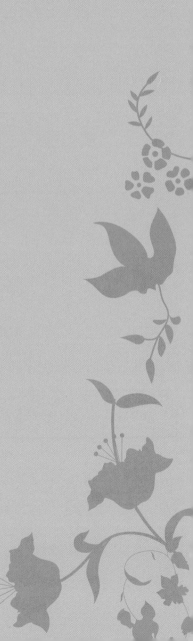

前列腺癌篇

83. 为什么说前列腺告急?

前列腺是男性特有的器官,别看只有栗子般大小,却被称为男人的"生命腺"。前列腺在人体功能中担任重要角色,主要包括前列腺液的分泌,包绕部分尿道,可有效控制尿液排出。近年来,由于人口老龄化加剧,饮食习惯逐渐西化等因素,前列腺癌的发病率却在逐年上升。据统计,近年来前列腺癌全球发病率持续上升,2018年全球有近130万新发病例和35.9万的死亡病例,占男性恶性肿瘤发病率的13.5%,高居第二位。

前列腺癌全球发病率

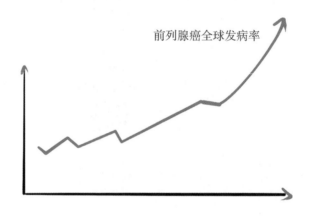

前列腺癌发病率和病死率具有显著的地域差异,在美国等发达国家前列腺癌比较常见,在发展中国家发病率较低,但随着国民经济发展、人口老龄化和饮食习惯的改变等,我国前列腺癌发病率越来越高。同为东亚国家,中国和日本前列腺癌5年生存率差异巨大,是最具有明显地域差异的国家,虽然同属于东亚国家,但前列腺的病死率却显著不同。国家癌症中心最近公布了日本癌症患者5年生存率的数据,总体为66.4%,其中前列腺癌的生存率最高,为98.8%。与日本前列腺癌5年生存率差异巨大的是,我国前列腺癌5年生存率仅为53.5%。中国前列腺癌5年生存率为何如此之低?专家认为,这主要是因为目前我国还没有明确的前列腺癌筛查标准,而老百姓的筛查意识又不强。我国70%以上的前列腺癌患者在初诊时已经处于中晚期,绝大多数已失去根治的机会。在美国,只有19%的首次前列腺癌患者是

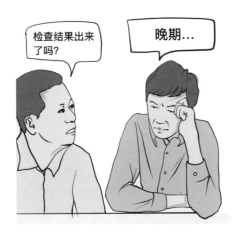

晚期的。通过这两组数据的巨大差别不难看出，我国前列腺癌的筛查和早期诊断已经到了"十万火急"的状态。

因此，及时筛查、早期诊断高危人群已成为当务之急，同时规范治疗已经确诊的前列腺癌是提高我国前列腺癌患者总体生存率的有效手段。

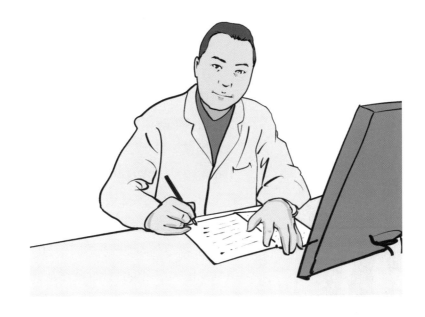

84. 前列腺癌的危险因素有哪些?

许多患者会问:"我为什么会得前列腺癌,是不是和饮食有关,是不是和工作有关?"目前尚难以确切回答前列腺癌的根本原因,但是通过大规模的人群调查发现,有些因素可能和前列腺癌有关。这些因素被称为危险因素,就像我们说吸烟和肺癌有关一样,吸烟的人并不一定得肺癌,不吸烟的人也不一定就不会得肺癌,但是与不吸烟的人群比较,吸烟的人群会增加得肺癌的风险。

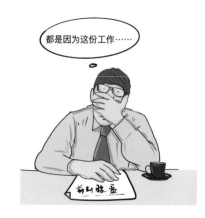

都是因为这份工作……

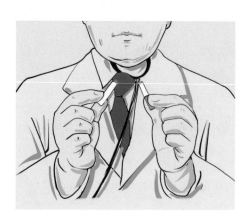

那么,目前了解到的前列腺癌危险因素有哪些呢?

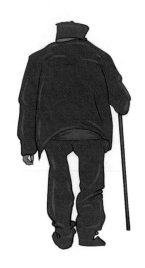

（1）年龄　年龄是前列腺癌主要的危险因素。前列腺癌在小于50岁的男性中非常少见,但随着年龄的增长,基本上,在50岁以后年龄每增加10岁,前列腺癌的发病率就几乎加倍。50～59岁男性患前列腺癌的危险性为10%,而80～89岁男性患前列腺癌的危险性陡增至70%。

（2）家族史　当家族中有直系男性亲属患前列腺癌时,该家族中男性发病率明显增高。直系男性亲属一般指父亲和兄弟。如果亲属中有1个直系亲属患前列腺癌,那么患前列腺癌的概率就会比普通人群高1倍;如果有2个,将会高3倍。这表明前列腺癌的发生可能与体内的一个或一组基因相关,只是这些基因到目前为止还没有被科学家完全鉴定出来。

(3)人种　前列腺癌在美国黑种人中的发病率最高,其次是西班牙人和美国白种人,而非洲黑种人前列腺癌的发生率是世界范围内最低的。虽然前列腺癌在黄种人中的发病率还未达到欧美国家的水平,但前列腺癌的发病率却呈现逐年升高的趋势。

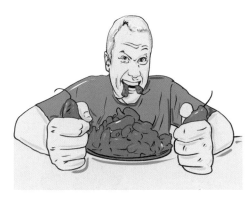

(4)饮食　有研究显示,经常食用含有高动物脂肪食物也是前列腺癌的易发因素,因为这些食物中含有较多的饱和脂肪酸。从众多的研究结果发现,前列腺癌病死率与总脂肪摄入量有关。而平时饮食中富含新鲜蔬菜和水果的人患病概率较低。

(5)雄激素水平　体内雄激素水平高也是前列腺癌的可能诱因之一。雄激素可以促进前列腺癌的生长。

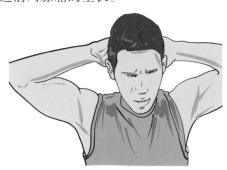

85. 前列腺癌有哪些常见症状？

　　许多老年患者在被告知已经患有前列腺癌时会很惊恐,他们会说:我没什么不舒服,一点症状也没有,我只是来检查一下身体,怎么会发现癌症呢?还有一些以尿路梗阻症状来就诊的患者被诊断为前列腺癌晚期的时候,也会产生这样的疑问:为什么一直当成前列腺增生治疗,却突然出现前列腺癌了呢?其实这就是前列腺癌发展的一个特点——"隐蔽的症状,严重的后果"。

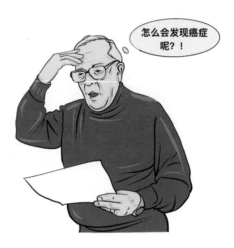

　　前列腺癌主要发生在老年男性,而多数老年男性又同时合并有良性前列腺增生,这就给前列腺癌的诊断带来了困难。而前列腺癌形成的结节如果压迫了尿道也会造成相似的症状。因此,当前列腺癌进展到这一时期,如果不借助其他检查,临床上也很难通过症状将其与常见的良性前列腺增生区分开来。

　　前列腺癌在早期阶段还没有被确诊并治疗的话,它就会逐渐无节制生长,最终穿透前列腺最外面的包膜,甚至侵犯到膀胱、精囊、直肠等器官。此时虽可能会出现尿频、血尿、血精、大便困难等一些症状,但是程度往往比较轻微,容易被患者忽视。随着肿瘤的进一步发展,肿瘤转移到身体的骨头比如脊柱、骨盆、肋骨等,就会引起转移部位的疼痛,而且由于肿瘤对骨质的破坏,很容易引起转移灶所在部位的骨折,医学上称之为"病理性骨折"。

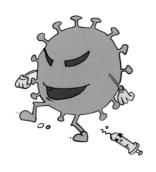
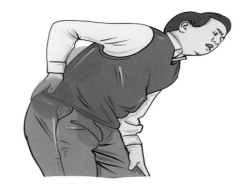

86. 前列腺癌怎么诊断?

前列腺癌是一种男性的常见病,虽然被冠以"癌症"的名号,但是如果发现及时,治愈率却相当高。早期前列腺癌的5年生存率接近100%,10年生存率也有98%。可是如何能够早期发现前列腺癌呢?

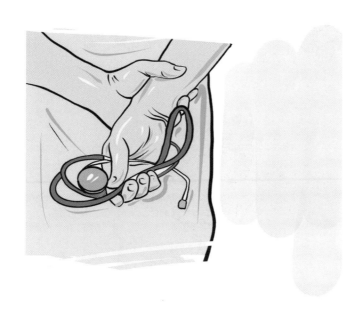

（1）有排尿相关的症状　排尿困难或者是排尿不是很通畅。

（2）直肠指检　可以摸到前列腺表面的质地,有没有结节,有时甚至整个腺体像骨头一样坚硬。

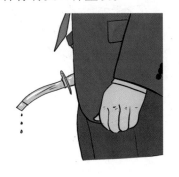
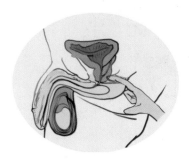

（3）前列腺特异核原(PSA)筛查　PSA检测是目前诊断前列腺癌特别是筛查阶段的最常用的一个方法,通过它可以发现一些比较早期的前列腺癌。

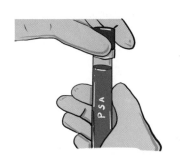

（4）影像学检查　如:超声、磁共振、CT,最常用的就是超声检查,但超声对前列腺癌没有特异性的作用,所以不能仅仅依赖前列腺的超声检查来诊断前列腺癌。

（5）前列腺穿刺活检　这是目前诊断前列腺癌的最终方法。

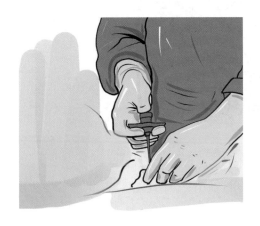

87. 直肠指检过时了吗?

直肠指检(DRE),也叫肛诊,是医生用一根手指伸进患者肛门进行触摸,不需任何辅助设备,是一种简便易行却非常重要的临床检查方法,被戏称为"一指神功"。

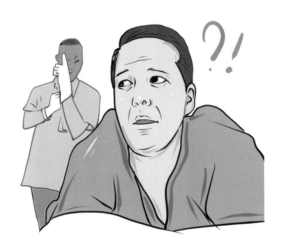

多数前列腺癌患者早期症状不明显甚至没有任何症状,等到出现尿频、排尿困难、血尿等症状后才到医院检查。此时疾病多数已发展到晚期,失去了根治性治疗的机会。那么,如何才能早期发现前列腺癌呢?

除了前列腺特异性抗原(PSA)检测之外,直肠指检也很重要。大多数前列腺癌来源于前列腺的外周,所以直肠指检可了解前列腺有无病变,且对前列腺癌早期诊断和分期都有重要价值。建议50岁以上的男性每年应进行1次或2次PSA检测和直肠指检,如有前列腺癌家族史,则应从40岁开始每年进行

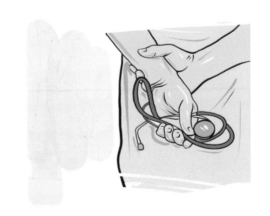

PSA检测和直肠指检,这样才能做到早发现、早治疗。

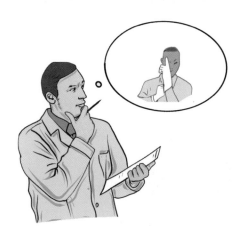

令患者感到害怕的直肠指检一直以来都是临床检查的一种主要手段。随着医学水平的进步和科技的飞速发展,特别是在前列腺特异性抗原普及的时代,直肠指检存在的价值受到质疑。许多医生也越来越多地考虑是否还需要用这种传统的诊断方法。所以,直肠指检是否还有继续存在的价值呢?

为了得出结论,国外有学者回顾了医学文献以及38 340名患者在3年中每年进行直肠指检和PSA检查的结果,并且进行了13年的随访。有趣的是,研究中有5064名患者的PSA检测结果正常而直肠指检结果异常。结论是DRE确实可以有效地诊断出一小部分的前列腺癌患者。

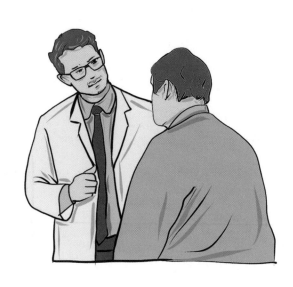

88. 经直肠超声检查能像雷达一样发现癌情吗?

做经直肠超声检查(TRUS)时,患者要向屈膝侧卧位进行直肠指检(DRE) 检查时一样躺在检查床上,检查的医生将一种特制的超声探头放入患者的肛门,紧紧地贴在前列腺上进行超声检查。有些读者会问,为什么已经做了普通B超检查,还要再做经直肠超声检查呢? 这其中的原因主要在于普通超声检查是通过腹壁进行的,检查时超声探头距离前列腺较远,而经直肠超声检查时,探头就贴在前列腺上,因此,检查的精度更高。

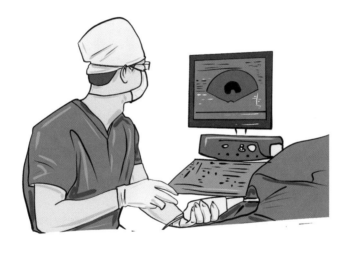

近年来,超声技术尤其是经直肠高分辨率超声显像技术的发展,提高了对前列腺内部微细病变的分辨能力。虽然在对前列腺癌的特异性诊断方面仍存在很多问题,但已经对提高前列腺癌的早期检出率起到了重要的作用。应用经直肠前列腺超声检查,可以在屏幕上显示直径仅3~5 mm的前列腺肿瘤,就好像雷达部队在搜索敌方入侵飞机时在屏幕上捕捉到信号一样。因此,经直肠超声检查又被称为搜索前列腺癌的精密"雷达"。在腔内超声探头这部精确的"雷达"扫描下,正常的前列腺内为均匀低回声反射,尖部和基底部的边界十分清楚,而前列腺外周带上有什么"蛛丝马迹"会被经

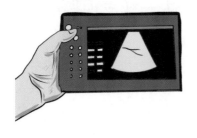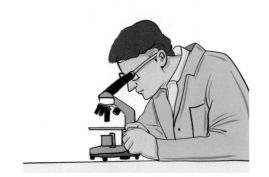

直肠超声检查显出原形。

目前，经直肠超声检查已经被视为前列腺癌筛检中最具临床应用价值的方法，它具有快速、低价格、无损伤和易被患者接受的特点。与前面介绍的直肠指检相比，这种超声检查能够弥补直肠指检的不足，对整个前列腺进行精细的检查。而直肠指检只能触及前列腺靠近直肠的一面，所以对于一些体积小、位置在移行区中心的肿瘤结节，直肠指检容易造成漏诊。因此，至目前为止，经直肠超声检查仍是前列腺癌早期诊断中必不可少的一种影像学检查手段。

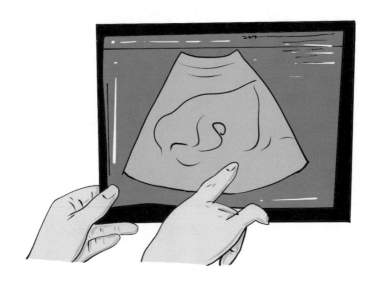

89. 什么是PSA?

很多有过或者关心前列腺疾病的朋友,对于PSA的概念多少有一点了解但又不是十分形象具体。PSA,全名是Prostate Specific Antigen,中文名叫前列腺特异性抗原。既然名字里都说了是"前列腺特异性",那它的产生是不是跟前列腺有关系呢? 的确如此。PSA是前列腺上皮细胞分泌的一种糖蛋白。我们身体里面许许多多的酶、各种各样的激素以及形形色色的胶原蛋白都可以叫做糖蛋白,PSA也是其中的一种。PSA在20世纪70年代就被众多的学者发现、分离和测定,到了20世纪80年代,开始在临床上得到广泛的应用。

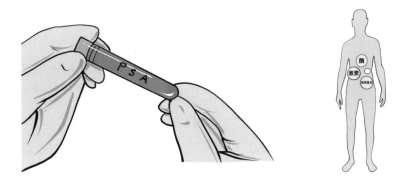

PSA原本的作用是使得离体的已凝固精液再次液化,增加精子的活动度,为人类社会的繁衍添砖加瓦。PSA可以通过尚未阐明的机制进入到血液循环,并且绝大多数的前列腺癌患者发病时的PSA都很高,所以,在医学领域,PSA可用于前列腺癌的诊断与预后。通常而言,50~80岁的成年男性,在没有前列腺疾病的情况下,其PSA一般是 < 4 ng/mL的。

PSA的"特异性"指的是它具有组织特异性,即只存在于人前列腺腺泡和导管上皮细胞胞质中,并不是指PSA是前列腺癌这种疾病的特异性肿瘤血清标志物,或者说前列腺的炎症和良性增生也可能使得PSA升高。所以,其具体数值与是否患有前列腺癌并没有直接对应的关系,仍然需要进一步

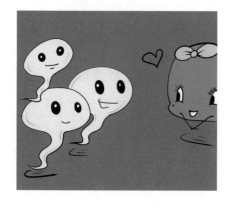

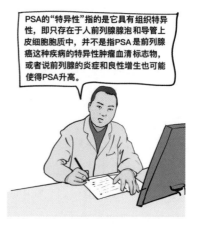

PSA的"特异性"指的是它具有组织特异性,即只存在于人前列腺腺泡和导管上皮细胞质中,并不是指PSA是前列腺癌这种疾病的特异性肿瘤血清标志物,或者说前列腺的炎症和良性增生也可能使得PSA升高。

的检查才能够得出准确的结果。总的来说,PSA对于前列腺肿瘤的诊断,具有一定的指导意义。

90. 如何判读PSA的临床意义?

PSA的发现在前列腺癌诊治工作中具有十分重大的意义,它使前列腺癌的诊断提早了5～8年,从而在一定程度上改变了多数患者要到晚期才能确诊的局面。那么,PSA又是如何为前列腺癌敲响警钟的呢?

当前列腺内出现恶性肿瘤,癌细胞就会破坏前列腺上皮下面的基底膜,从而使PSA通过这种"异常途径"进入血液。一点点的泄漏就会使血清中的

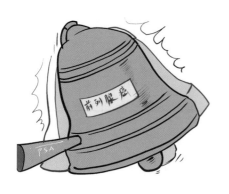

PSA浓度发生很大的变化。健康男性的血清PSA浓度<4 ng/mL,当PSA>10 ng/mL时,多数患者通过进一步检查被诊断前列腺癌。PSA检查诊断前列腺癌的准确性到底有多大呢?研究表明,虽然近20%的前列腺癌患者因为肿瘤体积过小(<1 g)或者癌细胞没有分泌PSA的功能而

出现 PSA 正常的情况，但在 PSA>10 ng/mL 的人群中 70%的确患有前列腺癌，即使 PSA 在 4～10 ng/mL 的人中，也约有 25%是前列腺癌患者。正因为 PSA 检查对诊断前列腺癌具有这么高的准确性，因此，目前这种检查已经被广泛应用于临床，国内的多数医院已经能够开展这项检查。进行 PSA 检查也很方便，只需在检查的当天抽 2mL 血就可以了，检查前吃饭、喝水都不会影响检查的结果。

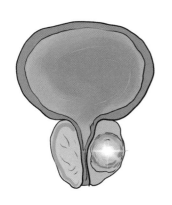

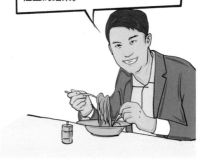

目前这种检查已经被广泛的应用于临床，国内的多数医院已经能开展这项检查。而且，进行 PSA 检查也很方便，只需在检查的当天抽 2mL 血就可以了，检查前吃饭、喝水都不会影响检查的结果。

　　虽然 PSA>10 ng/mL 时预示有前列腺癌的可能性很大，但当 PSA 在 4～10 ng/mL 时，它的"预警"作用似乎就不那么准确了，这种情况又有什么办法呢？临床上将 4～10 ng/mL 称为 PSA 的灰区，其意义是指当 PSA 在这一范围内时，医生很难对患者是否有可能患有前列腺癌进行判断。此时如果放松警惕，很可能漏诊一部分前列腺癌，而如果过度严格又会导致过多患者接受昂贵而不必要的检查，如前列腺穿刺。为了使 PSA 检查在灰区能更加精确地反映真实情况，临床上引入了游离 PSA(fPSA)的概念。

　　血液中的 PSA 有两种存在形式，多数 PSA 与血液中的某些蛋白质相结合，成为结合 PSA，而少量 PSA 则以游离形式存在，称为 fPSA。研究发现，正常人和 BPH 患者血清中 fPSA 比例较大，而前列腺癌血清中 fPSA 比例较小。当 PSA 处于灰区时，临床上常进一步检查 fPSA 以及 fPSA 与总 PSA(tP-SA)的比值，并以 0.15 为比值的分界线，也就是如果 PSA 在 4～10 ng/mL 灰

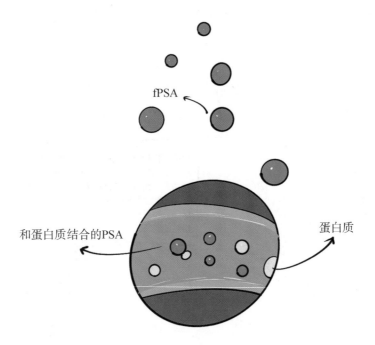

区时,fPSA/tPSA 比值 < 0.15 也应该高度怀疑前列腺癌可能,需要进一步检查排除。

91. 为什么PSA不是神枪手?

前列腺特异性抗原(PSA) 目前被认为是前列腺癌最有价值的肿瘤标志物。在前列腺癌的早期诊断上,PSA 已被广泛应用于临床。然而,有些人检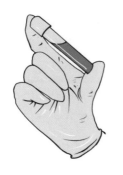查后发现PSA升高了很多,自己十分担心,但是再次复查时却又降了下来。这是怎么回事呢? PSA检查其实也会受到一些客观因素的影响。下面就为大家介绍几种临床常见的影响PSA的情况。

（1）不同检测方法导致的结果差异

PSA检查已经在临床成功应用了十几年,在这期间其检测方法也经历了数次更新。目前临床上常见的PSA检测方法至少有3种,不同方法使用不同的试剂盒,这就造成了检查结果的差异。临床上常遇到这样的情况,同一个患者在不同医院检查PSA而结果却不相同,如果两次检查间隔时间很短,那么很可能是因为不同检测方法所致。为了避免这种情况,首先需要将自己的检查结果与检查所在医院提供的正常参考值相比较,这样才能正确分析检查结果。患者如果需要进行多次PSA检查,应尽量在同一家医院检查,这样才能保证准确地分析检查结果及PSA随时间变化的规律。

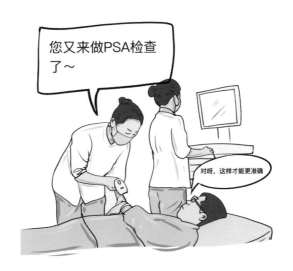

（2）饮食和药物的影响 总的来讲,检查之前进食或者饮水对PSA不会造成影响,因此,做PSA检查前不需空腹。一些药物可能影响PSA的结果,尤其需要注意的是,很多老年前列腺增生的患者长期服用保列治,这种药物就会影响PSA的结果。目前认为用保列治治疗半年以上的患者,在评估血清PSA水平时必须加倍计算,例如当血清PSA值为4.5 ng/mL时,应视为其真实的PSA值为9 ng/mL。

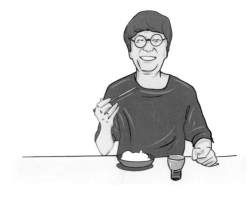

（3）机械因素的影响　由于血液中的PSA是从前列腺内部泄漏出去的,因此,不难理解,如果前列腺受到一些机械性因素影响,PSA就会更多地泄漏至血液中,使血清PSA升高。能够导致这种变化的机械因素包括:过分用力的直肠指检、前列腺按摩、近期进行过膀胱镜检查、前列腺穿刺活检、经直肠超声检查(TRUS)以及患者近期发生过急性尿潴留或者具有严重的便秘等。这些因素对PSA的结果影响程度不一,有些学者认为像直肠指检、膀胱镜检查这样的常规操作引起的PSA升高幅度不大,没有什么临床意义。但是,临床上还是应该尽量避免这些影响,比如在初次就诊时,最好先抽血检查PSA,在进行了前列腺穿刺活检或者电切手术后,至少要等待1个月才能进行血清PSA测定,否则会影响结果的准确性。

（4）前列腺其他疾病对PSA的影响　这种影响因素是临床上最难判断也最需要鉴别排除的,正常的前列腺细胞也能产生PSA,并且也会少量漏入血液。最常见的疾病是良性前列腺增生(BPH)和前列腺炎。在前列腺增生的患者中,随着年龄的增高,前列腺体积逐渐增大,PSA的泄漏也会增加并引起PSA的升高。前列腺炎是影响PSA检查的另一种疾病。在前列腺炎症的状态下,上皮细胞以及基底膜可能遭到破坏,因此,PSA泄漏增加,会引起

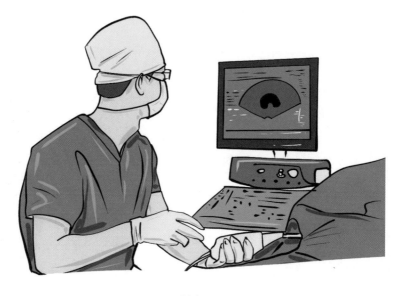

血清PSA增高。因此,就要通过各种手段分析升高的PSA究竟是有来自癌细胞还是良性的前列腺增生细胞。好在前列腺炎患者多数具有典型的临床症状,而且经过正规治疗可以控制前列腺的炎症,在治愈了前列腺炎后,受其影响的PSA水平会很快恢复正常。因此,临床医生可以通过治疗后复查来判断PSA升高是否由前列腺癌引起。

92. 前列腺穿刺是如何进行的?

恶性肿瘤的确诊必须获得病理依据。同样,对于前列腺癌也只有通过相应病理检查找到前列腺癌细胞,才能确诊。要进行病理检查,就需要取得患者的前列腺组织,这就要对患者进行前列腺穿刺活检。

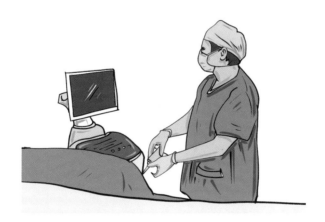

前列腺的穿刺活检方法很多。按穿刺方法大致可分为超声引导穿刺活检和非超声引导盲穿活检。也可按穿刺部位分为经会阴穿刺活检和经直肠穿刺活检。传统的穿刺活检一般均为非超声引导的盲穿活检,可以经会阴或经直肠两种途径进行。以经直肠穿刺为例,检查方法为直肠指检触及前列腺可疑结节后,将穿刺针经直肠前壁穿入结节内,获取少量前列腺组织进行病理检查,或者对整个前列腺进行均匀的穿刺检查。目前认为,这些传统的穿刺活检方法存在许多不尽人意的地方。首先,盲穿活检的诊断准确率很低。它依靠操作者直肠指检找到结节才能穿刺,或者仅凭检查者的手感进行多点穿刺。因此,很难做到准确、均匀地取材,而且穿刺过程中因操作者的经验和手法的原因可能会导致穿刺针并未进入结节内,取得的前列腺的组织并非所希望活检的部位。其次,其并发症较多,包括血尿、直肠出血、感染、尿潴留等,相对来说发生率较高。随着医疗水平的发展,这些方法逐渐被新的高效精确的穿刺方法取代。这种新方法全称为超声引导下经直肠前列腺穿刺活检。因为用活检枪取材,所以有人称其为缉拿前列腺癌的"神枪手"。进行这种检查时患者的体位同经直肠超声检查相同,用来监测和引导穿刺针的超声探头也同经直肠超声探头相似,不会为患者增添额外的痛苦。

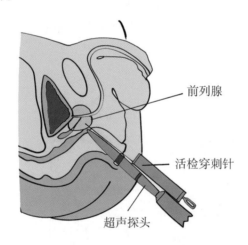

前列腺

活检穿刺针

超声探头

这种新方法有许多传统方法所无法比拟的优点。第一,定位准确,操作简单,取材整齐,便于病理检查;第二,可以明确病变大致范围,做到有的放矢,提高准确率;第三,有利于病理分级,从而有助于治疗方案的确定和预后判断;第四,由于定位准确,对于一些盲穿无法穿刺到的部位生长的肿瘤也不会漏过;第五,可以门诊检查,比较简便,口服数天抗生素即可;第六,因直肠对痛觉不敏感,且行局麻,操作精确,因此,疼痛轻微,出血等并发症少。

有些读者会问,哪些患者需要进行这种检查呢? 一般来讲,根据临床相关的检查，医生会初步判断哪些患者可能患有前列腺癌，这些患者需要接受前列腺穿刺活检。在检查前，医生会给患者进行一些相关检查和术前准备，包括出、凝血时间检查以及术前口服抗生素和通便药物，这些准备都是为了提高检查的准确性和安全性。有些患者虽然怀疑患有前列腺癌，但是因为某些疾病暂时不能接受这种检

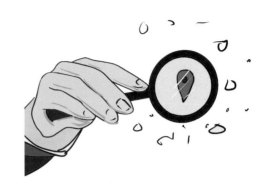

查，比如有些患者存在出、凝血功能障碍，一旦穿刺后很容易出血，这种情况下需要事先纠正凝血功能，在确保安全的前提下再安排穿刺活检。

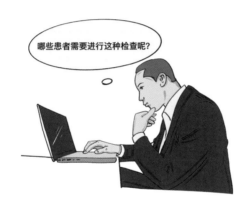

哪些患者需要进行这种检查呢？

93. 前列腺癌能不能不穿刺?

老高在即将退休之际享受了一次单位体检，平时注意保养的他自信吃嘛嘛香、身体倍儿棒，不会有啥问题。拿到体检报告的那天被医生推荐到泌尿外科专科进一步检查，因为前列腺特异性抗原超标了！老高满腹疑惑地问医生，这玩意儿超标说明啥？专科医生告诉老高，怀疑前列腺癌可能，需要做前列腺穿刺活检明确诊断，然后再决定治疗方案。平日里做事雷厉风行的老高一听差一点从椅子上跳了起来，癌？既然是癌就直接开刀将这祸害除了。

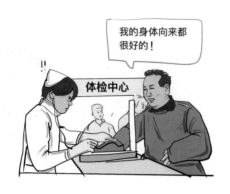

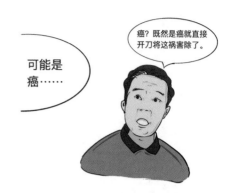

医生能听老高的吗？当然不能。在前列腺癌诊疗中，前列腺穿刺并对组织进行病理活检是确诊的必经之路。穿刺活检的目的首先是确定是不是前列腺癌，其次是要明确查明癌的性质比如细胞类型、恶性程度，这对于以后治疗方案的确定至关重要，同时也能帮助医生对病情的发展趋势的评估提供依据。

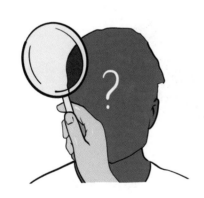

癌细胞

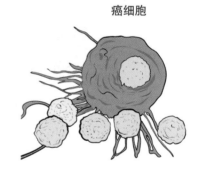

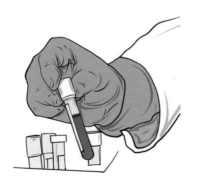

关于前列腺癌穿刺后会不会引起肿瘤扩散这一点，有学者应用目前最为精密的检测方法，对400例前列腺穿刺后的患者进行了血液检查，发现没有一例患者因为穿刺导致肿瘤细胞进入血液。这就说明了前列腺穿刺引起的癌细胞扩散、转移的概率几乎为零，而且

迄今为止,还没有任何资料报道由于穿刺引起肿瘤转移的案例。

94. 第一次穿刺扑空了怎么办?

老高因为前列腺特异性抗原(PSA)升高而接受了前列腺穿刺活检,穿刺前就抱定自己是有癌之腺,已经做好了接受手术的准备。穿刺以后在焦虑不安中等待着病理结果。一周后老高拿到了病理报告单,上面写着,高分化前列腺上皮内瘤。"不是前列腺癌,会不会搞错?"老高满是疑惑地拿着报告单找到了医生,心想好不容易下定决心做了穿刺,这一次会水落石出,揪出元凶。没想到却扑了一个空。不过转而一想,自己没有癌岂不是更好。医生看了结果说:先休息一段时间,2个月后再到医院来查PSA,并且要再次穿刺活检。老高顿时傻了眼,不是说不是癌吗,怎么还要穿刺活检?

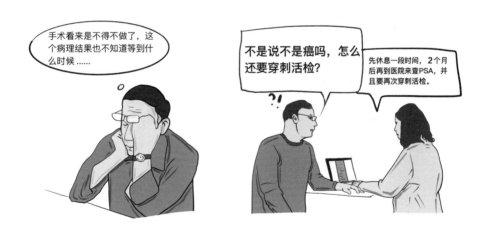

手术看来是不得不做了,这个病理结果也不知道等到什么时候……

不是说不是癌吗,怎么还要穿刺活检?

先休息一段时间,2个月后再到医院来查PSA,并且要再次穿刺活检。

前列腺上皮内瘤是病理检查中的一个名词,需要病理科医生将穿刺取到的组织在显微镜下进行检查才能做出诊断。上皮内瘤在前列腺癌的诊断中具有很重要的意义,它本身虽然不是前列腺癌,但往往同前列腺癌并发。前列腺内有上皮内瘤,尤其是高级别的上皮内瘤的患者,5年内将有半数以上发生前列腺癌。对前列腺癌的标本进行的研究也表明,多数前列腺癌的周围呈现出上皮内瘤的改变。因此,一旦穿刺组织内没有发现前列腺癌,而发现了高级别的上皮内瘤,则往往提示患者的前列腺内很可能还潜伏着没被穿刺到的前列腺癌细胞。对于这些患者,目前临床上常采用的处理方法就是在3个月左右复查PSA,必要时再次做前列腺穿刺活检。

那么,除了高级别上皮内瘤还有哪些患者需要再次做前列腺穿刺活检呢? 首次穿刺活检发现前列腺上皮不典型性增生也需要重复穿刺活检。前列腺上皮不典型性增生同前列腺上皮内瘤一样,提示其周围可能存在有前列腺癌。因此,也需要在短期内进行重复穿刺。其次,某些患者初次穿刺活检是在盲穿下进行的,取材不甚理想,虽然病理检查没有发现前列腺癌,但临床的各项检查均高度怀疑患者为前列腺癌,这些患者也应该再次接受超声引导下穿刺活检。

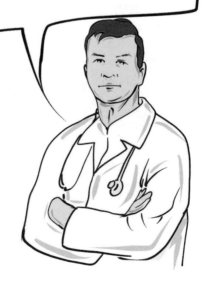

前列腺上皮内瘤,它是病理检查中的一个名词, 需要病理科医生将穿刺取到的组织在显微镜下进行检查才能做出诊断。上皮内瘤在前列腺癌的诊断中具有很重要的意义,它本身虽然不是前列腺癌,但往往同前列腺癌并发。医学研究表明, 前列腺内有上皮内瘤,尤其是高级别的上皮内瘤的患者,5年内将有半数以上发生前列腺癌。

　　需要说明的是,穿刺结果阴性也不能完全排除前列腺癌。因为单次穿刺的前列腺癌检出率一般在60%～70%,而且穿刺取得的前列腺组织并不代表整个前列腺。因此,即使穿刺活检没有发现前列腺癌,如果各种临床检查仍提示可能存在前列腺癌,患者也应该在医生的指导下配合严密随访。如果在随访过程中出现PSA水平连续升高或者持续维持在一个较高的水平,理论上都有必要再次做穿刺活检。

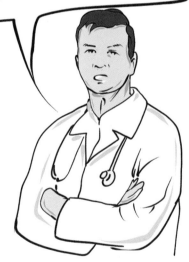

需要说明的是,穿刺结果阴性也不能完全排除前列腺癌。因为单次穿刺的前列腺癌检出率一般在60%～70%,而且穿刺取得的前列腺组织并不代表整个前列腺。因此,即使穿刺活检没有发现前列腺癌,如果各种临床检查仍提示可能存在前列腺癌,患者也应该在医生的指导下严密随访。如果在随访过程中出现PSA水平连续升高或者持续维持在一个较高的水平, 理论上都有必要再次做穿刺活检。

95. 前列腺穿刺会有哪些并发症?

　　老张前不久体检发现前列腺特异抗原(PSA)超标,到医院泌尿外科门诊检查超声和磁共振后,被医生要求做前列腺穿刺活检。老张虽然相信医生是为了自己好,但心里没底还是向医生抛出了二连问:前列腺穿刺安全吗? 前列腺穿刺有哪些并发症?

首先告诉大家,前列腺穿刺活检这项技术在临床上已经成功使用了几十年,仅在我国每年就有数以万计的患者接受这项检查。长期的临床实践表明,前列腺穿刺活检事实上是一种非常安全的临床检查。

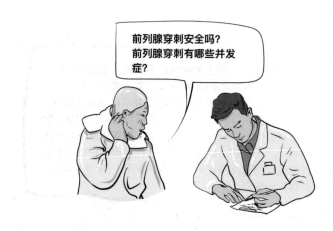

对于前列腺穿刺时的疼痛,患者的担心基本上是没有必要的。因为目前临床上使用最多的穿刺方法是经直肠穿刺,而直肠和前列腺组织的痛阈比较高,也就是对疼痛的敏感性是比较低的,即使穿刺时会引起一些疼痛,但这种疼痛的程度绝大多数患者是可以耐受的。

前列腺穿刺活检属于一种有创的临床操作,就像其他的有创操作一样。可能会引起一些并发症,但并发症的总发生率已经减少到5%以下,况

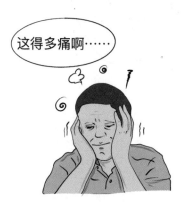

且在这些并发症中,出现严重并发症的更是微乎其微。前列腺穿刺活检的并发症最常见的是出血和感染。出血主要是因为穿刺本身对直肠和前列腺造成的锐性损伤,由于目前细针穿刺的普遍应用,不仅减少了穿刺活检引起的疼痛,而且也减少了穿刺引起的出血。

多数患者穿刺过程中出血量在3~5mL

左右,这点出血量比抽血进行一次身体检查还少,根本不具有临床意义。况且,在自身凝血功能正常的情况下,这种局部损伤引起的出血在很短的时间内即可自行停止。极少数的患者因为不能很好配合医生,在穿刺过程中身体扭动,被穿刺组织与穿刺针形成相对运动而造成"切割伤",这

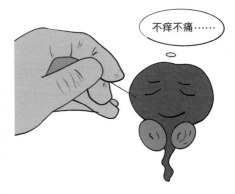

可能造成较多的出血,但在适当的局部处理比如纱布加压后,配合应用一些止血药物,出血也都能够自行停止。感染的发生率比出血要少得多。因为穿刺前患者在医生的指导下预防性地服用抗感染药物和肠道准备,穿刺后的感染基本可以避免。由此可见,对前列腺穿刺引起并发症的恐惧是没有必要的。

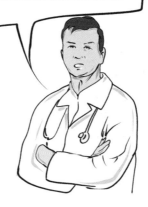

96. 前列腺癌的恶性程度谁说了算?

老张顺利通过了穿刺的考验,有惊无险地等到了病理报告,但是上面除了前列腺癌四个字,其他密密麻麻一大堆,到底是啥意思呢?

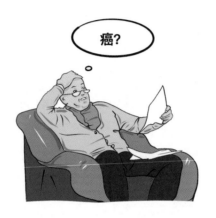

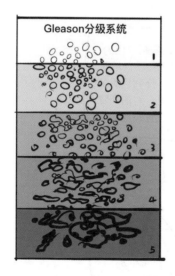

任何一种恶性肿瘤都有不同的分化程度和恶性程度,分化低、恶性程度就高,那么肿瘤的侵袭能力就强、生长快、更加容易扩散,从而对患者的健康威胁大。反之,分化高、恶性程度低的肿瘤侵袭能力弱、生长慢、不容扩散,对患者的健康威胁就小。

为了判断前列腺癌的恶性程度,美国医生 Gleason 在进行了大量研究后提出了以他自己名字命名的 Gleason 分级系统。Gleason 分级是一种被广泛采用的前列腺癌组织学分级的方法,依靠 Gleason 评分标准衡量前列腺癌的恶性程度,作为制定前列腺癌治疗方案的重要参考指标。

那如何来确定前列腺癌的恶性程度呢? 病理学家将前列腺癌细胞分 3 类,高分化腺癌(细胞分化程度接近正常细胞,进展缓慢)、低分化腺癌(细胞分化程度尚未达到正常细胞，恶性程度高）以及介于高、低分化腺癌中间状态的中分化腺癌。该评分标准分为5个阶段，1级最不活跃，5级为恶性程度最高。

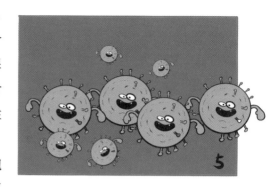

由于前列腺癌的肿瘤细胞恶性程度并非均等，因此需要通过穿刺活检来检测采取的肿瘤细胞的组织结构，将主要分级和次要分级的Gleason分值相加，形成癌组织分级常数来判断其恶性程度。由此Gleason标准的评分最低为2分，最高为10，共分9个等级。分数越低肿瘤恶性度越低，反之，分数越高，恶性度越高，肿瘤的预后越不好。

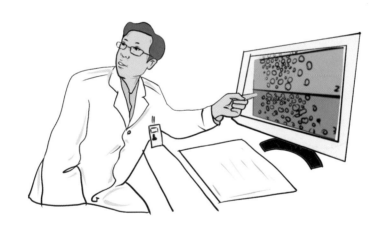

自从Gleason评分系统提出来之后，它已被广泛地应用于临床，虽然在病理学上还有一些其他的分级系统来判断前列腺癌的恶性程度，但是Gleason评分系统的应用仍然是最普遍的，获得了全世界的公认。因为经过大量的病理随访研究发现，Gleason4+5的患者往往比Gleason2+3的患者更容易发生肿瘤转移。

老张的病理报告上写着前列腺癌3+3=6分，医生宽慰老张，虽然不幸确诊为前列腺癌,但不幸中的万幸是肿瘤的恶性程度不高,采取正确的治疗方法完全可以治愈。

97. 穿刺已经确定了为什么还要做同位素骨扫描?

恶性肿瘤患者最关心的一个问题就是自己的癌症究竟到了什么阶段? 有没有以及有多少转移?

前列腺癌是老年男性的常见恶性肿瘤,当然也会转移,不过前列腺癌的转移有个非常明显的"嗜好"——它很容易向骨骼转移,这种转移到骨骼的癌细胞将在骨骼里面定居下来,并且继续生长。在发生骨转移的早期是不会有任何症状的。随着转移病灶的增大,患者会出现转移部位的骨骼疼痛,有些患者甚至出现病理性骨折。当患者出现以上症状时,医生通过摄X线片、透视等检查往往能够发现骨骼转移病灶,就能诊断转移性前列腺癌了。

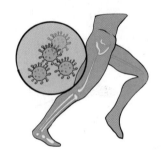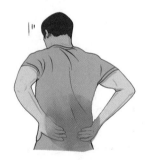

不过等到出现骨骼疼痛以及病理性骨折时做X线检查来作出诊断就太晚了,能不能更早地知道前列腺癌是否发生了骨骼转移呢? 随着医学水平的提高,能够早期诊断前列腺癌骨骼转移的检查方法出现了,这就是同位素骨骼扫描(ECT)检查。它的工作原理是这样的:在检查开始时,医生会向患者的静脉内注射一种含有放射性核素的液体,这些核素便随着血液循环进入到身体的各个部分,由于选择了特殊的放射性元素,因此,这些放射性的粒子能够充分地进入骨骼。经过几小时后,核素已经均匀地分布在骨骼之中,而血液里剩下的同位素则随着肾脏的代谢排出体外。此时,患者要接受一次摄片检查,在这种特殊的摄片仪器下,核素的放射性使底片显影,因此,就可以看到全身骨骼的清晰轮廓。当前列腺癌患者骨骼上有转移病灶时,转移的骨肿瘤会更多地吸收放射性元素,在摄片时局部会呈现出密度过度积聚的表现。为什么有骨骼转移的部位会更多地积聚放射性元素呢?原来,当骨骼发生转移性病变的时候,局部的血供便会增加、血流速度加快、细胞活动也会更加旺盛,这些都是导致放射性核素积聚的原因。也正是由于这个原因,即使很早期的骨骼转移病灶也会被核素骨骼扫描灵敏地检测出来,这一点远较普通X线摄片灵敏。

当前列腺癌患者前列腺特异性抗原(PSA)> 20 ng/mL时, 有一半以上的患者已经发生了微小的骨骼转移,而这种微小骨转移灶用X线检查是无法发现的。ECT检查对早期的骨骼变化非常敏感,一般能比X线摄片提前6个月甚至更早的时间发现骨骼转移病变。此外,如果仅仅依赖X线摄片进行全身检查,毫无疑问要拍很多张片子,而放射性核素骨骼扫描可以一次探测全身骨骼,不仅信息全面,而且免去多个局部X线照射,少受些X线辐射,这对患者的身体健康很有好处。

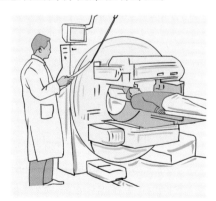
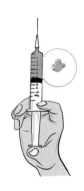

由于前列腺癌患者发生骨骼转移的比例很高,因此,一旦诊断为前列腺癌,不论病情早晚,都应常规进行放射性核素骨骼扫描,扫描结果不仅可以用来对肿瘤进行分期,而且对治疗方式的选择有着很重要的指导意义。有些病例看似早期,其实已经有了骨骼转移。如果能及早发现,就可以使患者

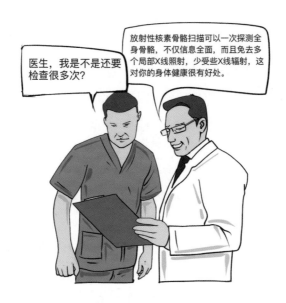

避免接受不必要的淋巴结活检术,甚至前列腺癌根治术,转而采取其他正确的治疗方案,减少患者的痛苦。

98. 前列腺癌有哪些治疗方法?

丁师傅在医院确诊前列腺癌后,很是着急,就自己到处打听,又是买书看,又是上网查,想看看前列腺癌到底如何治疗。结果资料倒是找了一大

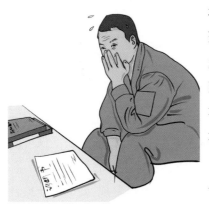

堆,可看来看去却是一头雾水。打针、吃药、切睾丸、根治、放疗、伽马刀,方法确实多,而且每种方法好像都非常有效,自己到底应该如何选择呢? 的确,这样的困惑在大多数前列腺癌患者的脑子里都曾经有过。

前列腺癌的治疗方法的确很多,从创伤较大的根治性手术到基本没什么痛苦

的打针、吃药都可以对前列腺癌产生良好的治疗效果,但要想达到满意的治疗效果,不延误治疗的时机,就必须针对患者个体的情况选择不同的治疗方法。具体地讲,应对患者预期寿命、全身状况、癌肿分期、恶性程度等多方面因素进行综合评估来选择恰当的治疗方法。

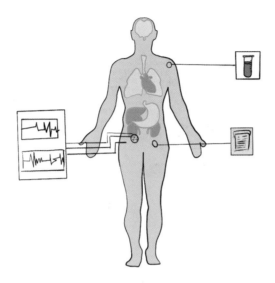

　　根据肿瘤的分期可以将前列腺癌大概地分为早期和晚期,对于早期的前列腺癌,理论上是能够通过根治手术治愈的。因为这类患者的癌细胞还局限在前列腺内部,通过手术将前列腺切除以后,10年存活率高达90%以上。但是手术毕竟有一定创伤,如果患者预期寿命较短,或者难以接受手术治疗,那么还可以选择放疗。

　　晚期前列腺癌患者已经没有通过手术彻底治愈的可能了,所幸的是,前列腺癌本身有一个非常"致命"的弱点,那就是它的生长需要依靠雄激素提供"营养",一旦把其赖以生存的雄激素去除后,绝大多数前列腺癌都会逐渐萎缩甚至消失,并且能维持很长一段时间。早在

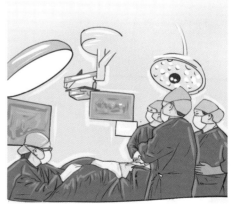

1941年，美国的一位著名医学家就发现了前列腺癌的这种雄激素依赖特性，并应用雄激素去除疗法有效地治疗了很多前列腺癌患者，并因此获得了诺贝尔奖。根据前列腺癌雄激素依赖的这个特点，临床上可以通过睾丸切除的方法治疗晚期前列腺癌。如果患者不愿意或者因为身体条件欠佳而不能接受这样的手术，还可以应用打针、吃药的方法达到去除雄激素的效果。

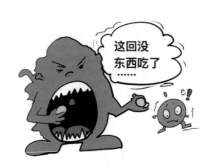

但是，雄激素去除治疗并不能治愈前列腺癌，在长期缺乏雄激素的环境下，前列腺癌细胞能够慢慢地适应这种环境，并继续生长，此时前列腺癌就进入了去势抵抗期。雄激素去除治疗有多种不同的方案，对不同年龄的患者不同体积及不同恶性程度的肿瘤，选择个体特异性的治疗方案能够最大限度地推迟去势抵抗期的到来。

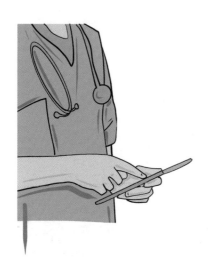

前列腺癌进入去势抵抗期后也并非无药可治，很多治疗方法，包括放疗、同位素治疗、化疗以及中医中药治疗等还是能够比较好地缓解前列腺癌患者的症状。同样选择合适的治疗方法，也要根据患者的具体情况酌情选择合适的治疗方法。

需要说明的是，很多老年人的前列腺内已经存在癌细胞，但是由于前列腺癌本身是一种生长相当缓慢的肿瘤，在前列腺癌还没有进展之前，很多老年患者就因为其他系统的疾病而死亡了。因此,对一些非常早期的肿瘤,如果患者的预期寿命比较短,肿瘤体积很小,恶性程度也很低的话,甚至可以暂时不用任何治疗,仅仅定期随访就足够了。

以上仅仅是对前列腺癌治疗的概括性介绍,还有许多详细的内容没有涉及。当患者被诊断为前列腺癌后,应立即到正规医院进行积极治疗。由于前列腺癌的特殊性,故如果选择了合适的治疗方法,预后还是比较满意的。

99. 前列腺癌也可以"留腺察看"?

老钱今年85岁了,平时有些高血压、糖尿病,最近到医院全面体检时意外发现患了前列腺癌,老钱的精神还是一下子就崩溃了,整天愁眉苦脸的。最让老钱想不通的是,医生明明说自己的前列腺癌是早期,却又说不需要开刀、吃药,就这么看着,过3个月再复查。难不成是医生怕自己担心故意隐瞒病情,难道是晚期了? 这下全家老小可都坐不住了,到处求医问药。老钱的担心有没有必要呢?

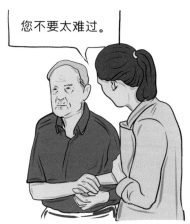

在所有的癌症中,前列腺癌是非常特殊的,具有亚临床形式。通俗地讲,比如胃癌或者肺癌,如果确诊以后不进行任何治疗,那么肿瘤就会不断

进展,最终很快会威胁患者的生命。而前列腺癌则不同,是一种老年病。在80岁以上的男性中,一半以上的前列腺里已经有了癌细胞,但是有一个奇怪的现象,很多患前列腺癌的患者最终并没有死于前列腺癌,在这些人身上,前列腺里的癌细胞与患者和平共处,相安无事。也就是说,对某些人来讲,患有前列腺癌并不等于前列腺癌会夺取他们的生命。如果他们体内的前列腺癌没有得到诊断,直到他们去世可能也不会知道自己这一生里还患了前列腺癌这种疾病。

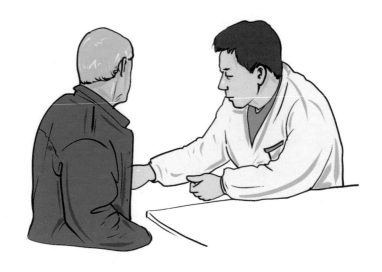

　　泌尿外科专家由此提出了对一部分早期前列腺癌患者,可以暂时不采取任何治疗,仅仅观察疾病的变化、进展情况,在适当的时候再进行治疗,并且把这种没有任何治疗的"治疗"称为前列腺癌的"待机处理",相当于"留腺察看,以观后效"。那么,早期前列腺癌患者中到底哪些需要治疗? 哪些患者不需要治疗呢? 这需要综合考虑肿瘤的临床分期、分化程度、患者的身体状况和预期寿命以及社会经济情况来回答这个问题。比如Gleason评分2~4分的偶发癌(在前列腺增生手术的病理标本中发现的前列腺癌),临床分期为T1期的高分化前列腺癌,不管年龄如何,都可以考虑"待机处理"。但是,这些患者绝对不可掉以轻心,因为有些早期前列腺癌在生长过程中恶性程度会不断升高。如果观察到肿瘤进展,可能对患者有潜在危险时,就要及时果断采取治疗措施。对这些"留腺察看"的患者建议严密随访,每3个月至半年需要进行一次全面的病情评估,适时地调整治疗方式。

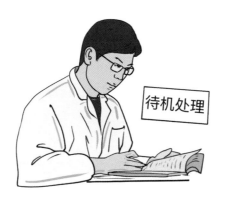

前列腺癌患者的年龄是另一项决定治疗方案的主要因素。我们发现年龄小于70岁的患者如果不给予治疗,大部分患者最终将因前列腺癌死亡。因此,对于年龄小于75岁、预期生存期大于10年的局限性前列腺癌患者,应该采取更积极的方法彻底治疗,以防后患。而对于像老李这样85岁的患者,尤其是那些伴有心血管疾病的患者,如果预期生存期小于10年,而前列腺癌又处于早期,多数是可以采取"留腺察看"处理的。

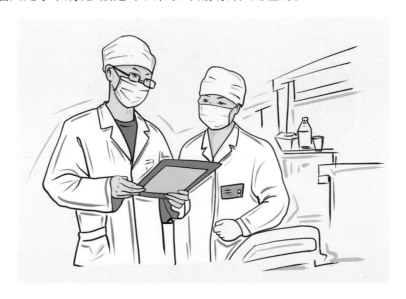

100. 前列腺癌根治术是什么样的手术?

　　前列腺癌根治术是用手术切除的方法将包括整个前列腺及其包膜、双侧精囊和双侧输精管壶腹段、膀胱颈以及区域淋巴结联合切除,并在切除前列腺及其周围组织结构后,将膀胱与剩下的尿道重新连接起来的一种手术方式。其手术对象是那些肿瘤尚局限在前列腺内部的患者。前列腺癌根治术可以采取3种不同的途径进行,分别是:经耻骨后途径,在腹部从脐下到耻骨上缘做一切口;或者在阴囊与肛门之间作一切口,经会阴途径行前列腺癌根治术;也可以在腹部不同部位做几个小切口,通过腹腔镜行前列腺癌根治术。目前最常选择的手术方式是腹腔镜前列腺癌根治术。患者在术后需住院观察1~2周,需留置导尿管2周以利于术后顺利排尿和伤口愈合。前列腺癌根治术将整个前列腺完整切除,如果体内不再有残留的前列腺细胞或癌细胞,在根治术后2个月时PSA值将下降至接近于0。前列腺癌根治术后的标本将进一步进行病理学检查,对术后是否需要进一步辅助治疗有重要指导意义。

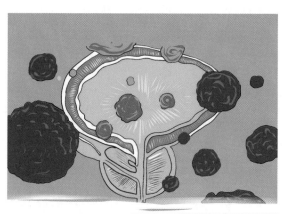

　　20世纪70年代,随着解剖学家对前列腺周围血管分布的了解,以及外科技术的提高,根治性前列腺切除的技术有了很大的改进,手术中再也看不到"一摊血水"的场面,手术医生也不再"浴血奋战"。术中出血少不仅提高了手术安全性,而且使手术操作者视野清晰,有利于提高治疗效果。用手术医生的话来讲："以往的根治性前列腺切除术就像是在'血的海洋'中进行，几乎看不到自己的手在干什么，一切都是凭着感觉进行，而现在不一样了，在这样干净的手术野中，我们可以更加精细地操作并重建一些结构，这使术后棘手的尿失禁从15%降至2%，而且即使这2%也不是永久性的尿失禁。"

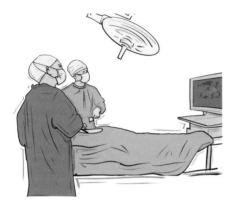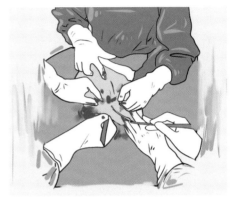

短短20年来，根治性前列腺切除术的水平有了显著的提高。以前，当医生决定为一名前列腺癌患者施行根治性前列腺切除术时，说得最多又不得不说的就是："看来你需要接受手术治疗了，但我们首先不能保证能够彻底切除你的肿瘤，另外这是一个出血很多、非常危险的手术，而且术后肯定会出现尿失禁和阳痿，你要做好思想准备。"时至今日，医生一般会这样说："手术有3个目的，第一是为了彻底切除前列腺癌，达到根治目的；第二是重

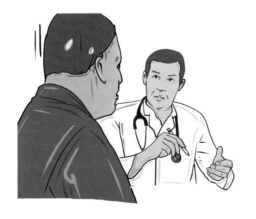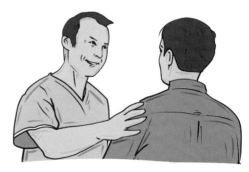

新构建排尿的通道,避免术后尿失禁;第三是尽可能地保留阴茎勃起功能。理论上讲,3个目的都能够实现,但阴茎勃起功能的保护应放到第三位,这是因为毕竟要以治疗前列腺癌为主要目的,有时为了保证彻底地清除肿瘤,有时还要将这些神经一并切除。况且即使勃起神经受到了损伤,我们还有很多办法加以弥补。"

101. 腹腔镜前列腺癌根治术的效果如何?

老李在朋友圈里晒了登上黄山的风景照片,立刻引起了朋友们的围观,有几个知心朋友不解地发问,老李你刚刚做完大手术还没到2个月,"钢铁"是怎样炼成的? 你能相信吗? 一个老年人,做完前列腺癌根治术后,第2天下床活动,7天后出院,2个月不到就登上黄山之巅,这是神话吗?

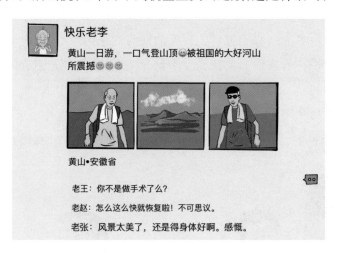

老李当然不是神,他是借了迅猛发展的现代医学科技的光。虽然患了前列腺癌是不幸的,但是新兴的腹腔镜外科微创技术已经广泛应用于泌尿外科手术,并且越来越成熟,老李身处现代医学科技高度发展的时代,也算得上是不幸中的万幸。

在过去,开放性前列腺癌根治术需要在患者的下腹部切一个很长的切

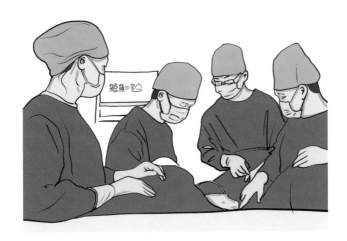

口,容易给患者带来诸如切口经久不愈、感染等并发症,而且患者的恢复过程漫长,痛苦较大。腹腔镜下前列腺癌根治术,具有巨大优势,很快被引入我国。手术时,医生只需在下腹部切开几个一角钱硬币大小的口子,然后把腹腔镜窥镜和操作器械放进去,完成前列腺癌根治术,整个手术过程中根本不需用手接触手术部位,这种手术方式几乎已经达到了"兵不血刃"的境界。

那医生的手不接触手术部位,会不会影响手术的切除范围,该切除的肿瘤组织有没有切干净呢?其实,腹腔镜下前列腺癌根治术手术切除范围及手术过程完全与开放的前列腺癌根治术一样,完整切除前列腺、双侧精囊腺,最后把膀胱和尿道连接起来。由于腹腔镜下切除前列腺肿瘤及周围相关组织更加精细,所以这种手术理论上能够更加彻底地切除肿瘤。在电视屏幕的监视下,由于电视摄像系统将手术区域的器官组织放大,相比开放手术医生能更加清楚地辨认神经、血管等细小组织,治疗效果因而可能更好。

当然,腹腔镜下前列腺癌根治术也有一些缺点。这种手术属于高新技术,因此,并非所有医院都能开展,而且在开展这项技术的早期,手术时间可能比开放性手术要长。好在目前腹腔镜下前列腺癌根治术在国际范围内应用得非常广泛,时间也很长。另外从现有资料来看,其近期疗效(对肿瘤的控制而言)及远期效果也通过进一步验证与开放手术并无差异。

总之,腹腔镜下前列腺癌根治术发展到现在,因为其具有手术操作切口

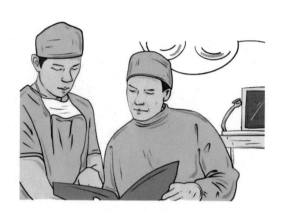

小、损伤小、危险小、术后恢复快、治疗效果好、并发症少等诸多优点,已经为广大患者所接受,并在将来可能成为治疗前列腺癌的标准手术方式。伴随着机器人和电子通讯的迅速发展,腹腔镜手术还将在远程医疗手术领域中发挥更大的作用,我们会惊奇地看到地球这边的腹腔镜专家坐在家里为住在地球那边的患者进行腹腔镜手术的精彩场面。21世纪将成为外科医学领域的微创世纪,泌尿外科腹腔镜手术的春天正向我们走来。

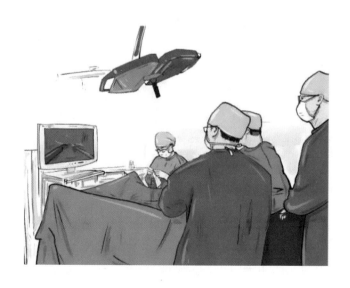

102. 前列腺癌根治术前需要做哪些准备?

老王不久前经过前列腺穿刺活检证实了前列腺癌的存在,好在医生说是早期阶段,可以通过前列腺癌根治术治愈。"对于早期前列腺癌患者,根治性前列腺切除术确实能够达到根治的目的,彻底清除体内的肿瘤,使患者的10年无瘤存活率达到90%以上,这样的治疗效果在恶性肿瘤的外科治疗中是相当满意的。"主任医师的一席话顿时让老王轻松了不少。

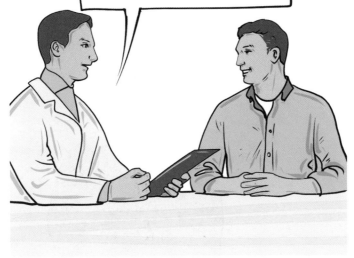

对于早期前列腺癌患者,根治性前列腺切除术确实能够达到根治的目的,彻底清除体内的肿瘤,使患者的10年无瘤存活率达到90%以上,这样的治疗效果在恶性肿瘤的外科治疗中是相当满意的。

随着医疗技术的进步和人民健康水平的提高,越来越多的患者在前列腺癌的早期获得了诊断,这也就使得更多的患者要接受这种手术。然而,由于多数人对这种手术并不了解,因此当得知家人要进行这种手术后,往往不知所措,虽然很想好好地配合医生以达到提高手术安全性和手术效果的目的,但却又不知该做些什么。

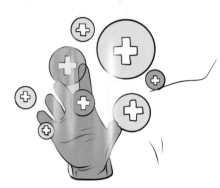

首先，不要着急。无论是患者还是家属都应该明白，能够进行前列腺癌根治术本身就说明了肿瘤是处于早期阶段的，大可不必过于担心。要相信现代医学和泌尿外科手术技术的水平，坚强自己战胜疾病的信心，主要才能够配合好主治医生顺利完成治疗方案。

其次，术前要接受全面的检查以明确有必要、也有可能行前列腺癌根治术。这些检查包括疾病本身的检查如直肠 B 超、同位素骨扫描，还包括胸片、心电图、肝肾功能、心肺功能等其他重要脏器功能的检查，这些检查的目的是为了排除心肺疾病等手术禁忌证。一般这些检查都是住进医院后再进行的，医生开出检验单后护理人员便会指导你去相关科室进行检查。

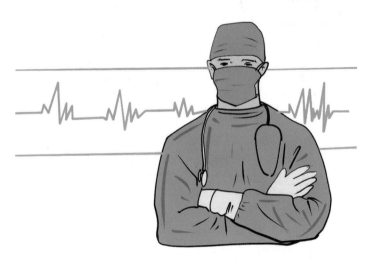

有的患者长期服用阿司匹林、泰嘉、华法林等药物(比如有高血压、冠心病或者体内有安置过血管内支架的患者就要服用这类药物)，需要尽早告知医生，因为这类药物可能造成术中出血不止，所以术前至少要停用 7 天。另外，如果你平时有凝血方面的问题，如平时刷牙时经常牙龈出血等，切记在

术前告知医生，以便做好相应处理、纠正凝血功能问题后再行手术。虽然前列腺癌根治术术中很少出血，很多患者不再需要输血，但是为了预防万一，术前还是需要留取患者的血样进行血型匹配，以备用少量适合的红细胞悬液。

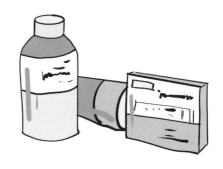

一般在穿刺活检后3周、TURP后3个月才能接受根治性前列腺切除术，这是因为在进行这些操作后，身体需要一定时间的恢复，而且前列腺、直肠等组织也要经过一段时间愈合后才能接受再次手术，否则局部粘连可能比较严重，影响手术操作。对患者来讲，也许手术做得越早越好，而对医生来讲，只有经过这样一段恢复期，才能将手术做得更加彻底，更完好地保存前列腺周围的组织，减少术后并发症。

手术前一天晚饭应该禁食，并服用适量泻药。为了使术中一旦损伤直肠后容易处理，睡前还要接受清洁灌肠，这一切都是为了将你的肠道清理干净，防止术后感染。第二天的手术过程前面已经介绍过了，手术一般需要2～3个小时，如果术前家属向麻醉医生提出要求，那么术后医生会为患者留置一个镇痛泵，这对减轻术后的疼痛有所帮助。

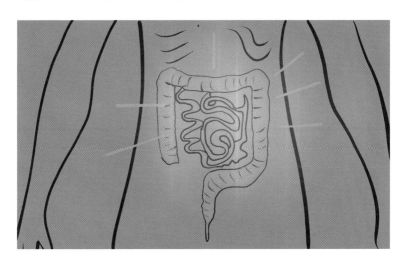

103. 前列腺癌根治术后可能有哪些并发症?

在进行手术之前,医生和患者的愿望是一致的,都希望手术顺利,不但肿瘤得到彻底根治,而且术后能尽快恢复健康进入正常的生活状态。但实际上,任何外科手术都不能杜绝并发症的发生,前列腺癌根治术也是一样。

目前前列腺癌根治术相关死亡发生率不足0.1%,主要并发症有术中严重出血、感染、直肠损伤,术后阴茎勃起功能障碍、尿失禁、膀胱尿道吻合口狭窄、尿道狭窄、下肢深静脉血栓、淋巴囊肿、尿瘘、肺栓塞、肺炎等。

尿失禁通常是手术时损伤了控制尿流的括约肌引起的手术并发症。男性用于控尿的括约肌可分为内括约肌和外括约肌。前者位于前列腺、膀胱颈部尿道周围,而后者由盆底的肌肉群组成。正常情况下,70% ~ 80%的控尿能力来自内括约肌,但在前列腺癌根治术后,由于前列腺被完整切除,同时膀胱颈部重新成型,很大程度上破坏了自然的控尿结构。因此,在术后拔除导尿管1周内,尿失禁的发生率是相当高的。国外的研究发现,尿失禁的发生率在10%以上,但多为暂时性尿失禁,且随着时间的推移,控尿能力会得到恢复,永久性尿失禁的发生率不足1%。尿失禁的最常见的类型是压力性尿失禁。患者可能会在每次活动时有尿液漏出,或在弯腰、提重物、笑或

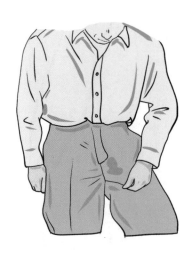
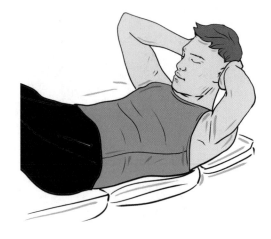

哭的时候,由于腹压升高而导致尿液漏出。发生尿失禁的危险因素还包括手术前行盆腔放疗和患者年龄较大。前列腺癌根治术后尿失禁的治疗有多种可行的方法。盆底肌肉锻炼常用来训练外括约肌。其他治疗尿失禁的方法包括:药物治疗、物理治疗和生物反馈治疗。如果这些治疗都无效的话,手术植入人工尿道括约肌可能有效。还有一种相对新颖的手术方法叫做尿道悬吊术,可以用来治疗尿失禁。

上述并发症中只有阴茎勃起功能障碍和尿失禁稍多见,其余均较罕见。阴茎勃起功能障碍是前列腺癌根治术常见的并发症。几乎所有的患者在术后3~12个月内或多或少有勃起功能障碍,是否能恢复性功能,主要与手术方式是否保留性神经及患者的年龄相关。如果接受了保留神经的手术,那么60岁以下的患者中勃起功能障碍的发生率仅25%~30%,而大于70岁的患者就算能完好地保留前列腺两侧的神经血管束,还会有70%的概

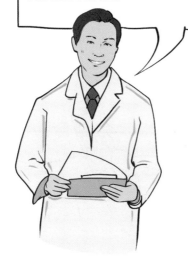

尽管如此,患者仍可以达到性高潮。前列腺癌根治术对射精量的影响(表现为射精量的减少)是即刻出现的,而放疗对射精的影响是逐步产生的,有时在结束放疗后才慢慢显现,这些都属于正常的反应。

率会发生勃起功能障碍。如果手术中未能保留性神经,则几乎所有的患者都会出现勃起功能障碍。除了年龄和保留神经与否,患者术前的性功能情况和前列腺癌病理分期等因素也可影响术后性功能的恢复。前列腺癌根治术后由于前列腺和精囊已被切除且输精管被结扎,因此不会有精液产生,患者也因此无法完成射精。尽管如此,患者仍可以达到性高潮。前列腺癌根治术对射精量的影响(表现为射精量的减少)是即刻出现的,而放疗对射精的影响是逐步产生的,有时在结束放疗后才慢慢显现,这些都属于正常的反应。上述关于性方面的问题,很多人难以启齿,但对于治疗可能带来的不利影响,医患双方需要进行良好的沟通,患者应多向自己的医生咨询,医生也应定期对患者进行调查问卷。

104. 前列腺癌根治术后是不是一劳永逸了?

老李接受腹腔镜前列腺癌根治术后马上就要出院了,这次手术非常顺利,什么并发症也没有,老李手术前的各种担忧终于释怀,认为从此就可以和前列腺癌说声"再见"了。可是主刀医生却告诉老李千万不要认为自己的癌症已经治愈就可以"高枕无忧"了。

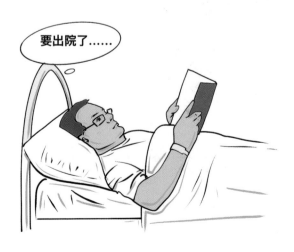

这是为什么呢?原来,前列腺癌同其他恶性肿瘤一样,即使接受了彻底的根治性手术治疗,以后还是有可能复发和转移的,这也正是为什么医生会督促每一名患者治疗后要定期随访、复查的原因。那么,人们不禁要问:既然已经"根治"了,为什么还会"死灰复燃"呢?怎样才能尽早知道肿瘤复发?

前面已经讲过了,对于肿瘤确实局限在前列腺内部的患者,前列腺癌根治术能够达到"斩草除根"的效果,彻底清除体内的癌细胞。但是,任何恶性肿瘤本身都具有浸润生长以及远处转移的潜在风险,手术只能将前列腺内部的肿瘤细胞"清除",而对于转移或者浸润到治疗区域以外的肿瘤细胞是无能为力的。

是的,问题的关键就在这里。到目前为止,还没有任何一项检查可以100%地确定每一个肿瘤细胞都已经被清除。有些患者治疗前可能已经有个别的肿瘤细胞转移或者浸润到前列腺外面,超出了根治术的控制范围,但是由于这些"跑"出去的细胞很少,这样的患者进行治疗后初期的效果是不错的,病理检查也没有发现什么异常。不过,这些"偷偷跑出去"的癌细胞已经为肿瘤的复发和转移埋下了"伏笔",在条件合适时,它们便会"卷土重来、死灰复燃"。正是这些在治疗时难以发现的"亚临床灶"最终造成了肿瘤的复发,并危及患者的生命。

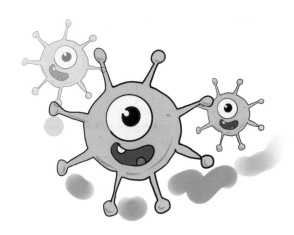

为了防止这些微小的残留病灶给患者健康带来危险,必须早期发现它们。但是,如何能够做到这一点呢?答案只有一个,这就是治疗后要坚持正规的复查、定期随访前列腺特异性抗原(PSA)检查是前列腺癌治疗以后最重要的也是最简单的复查或随访项目。前列腺癌根治术后,患者的PSA会呈下降的趋势,多数患者会在治疗后1个月左右降低至最低点,这时需要进行复查。一般来讲,在治疗后的前2年内,每3个月需要进行一次PSA复查,第3年以后,每半年复查一次,如果PSA稳定在很低的水平(<0.2 ng/mL),可以适当地延长PSA复查的间隔。如果PSA出现上升的现象,则要增加PSA检查的频率,必要时需要进行积极的治疗。除了PSA检查以外,在每次复诊时,医生还会根据每个患者的具体情况选择性地为患者进行直肠指检、骨扫描、磁共振等检查,这些检查患者只需根据医生的要求进行就可以了。

最后为大家提出一点建议,由于医生在判断患者治疗后病情变化以及选择恰当的对策时,往往需要动态地观察PSA变化的情况。因此,为了更加清晰、直观地反映PSA变化,患者朋友们可以自己设计一张表格,在这张表格中按照时间的顺序将每次复查的日期、项目、PSA检查结果以及采取的治疗措施分别记录下来,这样等到你来复查的时候,将这张表格交给医生就能

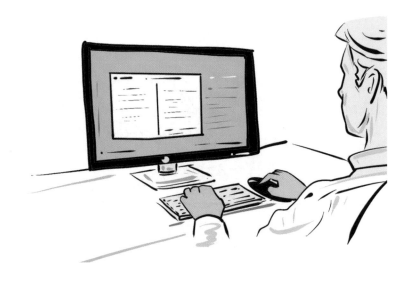

达到一目了然的效果。同时,这样也能确保每次检查的重要资料不会丢失,为自己的进一步治疗带来很大的好处。

105. 内分泌治疗是怎么一回事?

我们都知道,恶性肿瘤如果能够早发现、早诊断、早治疗,常常可以获得根治的效果。人们之所以谈"癌"色变,就是因为很多恶性肿瘤发现的时候就已经是晚期,失去了治愈的时机,前列腺癌也不例外。早期局限性的前列腺癌,癌细胞还没有穿破前列腺包膜这堵坚实的"围墙",所以,通过手术彻底切除前列腺,也就是连带"围墙"一起端掉了整个"院子",从而达到根治的目的。一旦癌细胞突破前列腺包膜,侵犯到周围器官甚至发生远处转移,临床上就称之为晚期前列腺癌。更为糟糕的是,前列腺癌的早期发现很难,一旦患者因为有了排尿不畅、血尿或骨痛等症状而到医院就诊的时候,癌症常常已经是晚期了。对这类患者手术已经难以切除病灶,也没有治愈的可能了。难道前列腺癌到了晚期我们就束手无策了吗?当然不是。早在20世纪

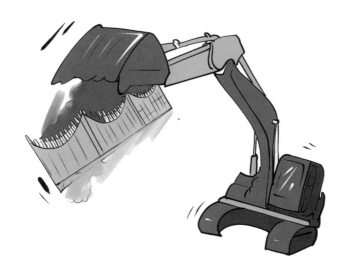

40年代，美国著名医学家Huggins在研究正常犬的前列腺时，就已经发现其生长及功能受雄激素的刺激，并为雌激素所抑制。这项著名的研究成为人类前列腺癌激素疗法的起点。

切除睾丸也就是不要"蛋蛋"能够治疗前列腺癌，难不成"蛋蛋"与前列腺有着什么联系或者说"蛋蛋"是前列腺癌的"罪魁祸首"？通过切除睾丸来治疗某些前列腺癌也就是去势治疗前列腺癌，这里的"势"指的就是雄激素。前列腺癌细胞中的绝大多数需要依靠雄激素提供的"营养"才能够生存，一旦把其赖以生存的雄激素去除后，绝大多数前列腺癌都会逐渐萎缩甚至消失。正是基于这种原理，Huggins于1941年发明了切除睾丸以去除雄激素来治疗晚期前列腺癌的办法，获得巨大成功。时至今日，双侧睾丸切除术已成为晚期前列腺癌内分泌治疗的金标准。Huggins医生也因为在前列腺癌治疗领域中的突出贡献，荣获了1966年的诺贝尔生理学或医学奖。

双侧睾丸切除术只是去势治疗的一种方式，除了这种手术去势以外，通过口服雌激素或注射促黄体生成素释放激素（LHRH）类似物的药物去势，同样可以达到去除雄激素的目的。手术去势和药物去势各有利弊。通过去势治疗，可以彻底去除睾丸来源的睾酮，患者血清睾酮浓度降至原来浓度的5%~10%。这些残存的来自睾丸以外其他器官的少量雄激素，仍然会为前列腺癌细胞的生存提供"营养"。因此，除了去势治疗以外，在靶细胞水平阻

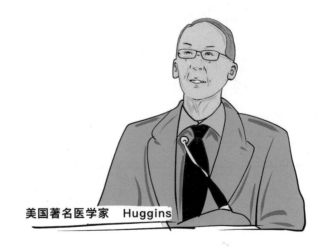

美国著名医学家　Huggins

断雄激素的抗雄治疗同样不可忽视,也就是堵住癌细胞摄取营养的"嘴巴"。

去势治疗、抗雄治疗以及两者相结合的最大雄激素阻断治疗是晚期前列腺癌内分泌治疗的最主要的3种方式。

去势治疗作为晚期、转移性前列腺癌的重要治疗方法,在一定程度上能够改善患者的症状,减轻患者的痛苦,延缓病程进展,具有一定的治疗效果。但是,去势治疗毕竟只是一种姑息性的治疗方法,它不能杀灭雄激素不依赖的肿瘤细胞,所以还不能完全治愈前列腺癌。多数患者病情会缓解1~2年,最终由于雄激素非依赖性的肿瘤细胞增殖而出现病情恶化。

106. 内分泌治疗前列腺癌,手术与药物哪个好?

正常状况下,睾酮是由睾丸中的间质细胞合成并分泌入血液的,当切除睾丸时也必然切除了这些间质细胞。因此,体内的睾酮浓度就大幅度地降低(达到治疗前列腺癌所需的去势水平)。当然手术切除睾丸可以迅速达到去势水平,对快速控制病情有利。不过,毕竟需要经受一次手术,对患者的心理打击较大,部分患者难以接受,而且"一了百了"之后无法再回到原来的

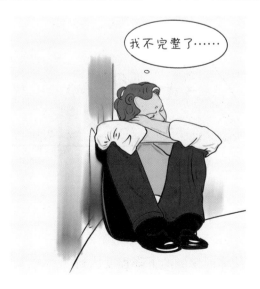

状态。

  睾丸间质细胞分泌睾酮这一过程的正常维持，需要多个重要的内分泌器官同时发挥正常作用，也就是医学上所说的"下丘脑—垂体—睾丸轴"的精密调控模式，这三部"机器"相辅相成，任何一个环节出现问题都会影响到最终产品——睾酮的制造。就如同汽车能跑是由发动机、传动轴、轮胎三者连接成一个整体，其中任何一部分工作异常汽车就不能正常行驶。正常下丘脑以脉冲的形式分泌一种叫作促黄体生成素释放激素（LHRH）的内分泌激素，这种激素可以刺激垂体细胞节律性分泌黄体生成素（LH）。LH经血液循环进入睾丸，刺激睾丸中的间质细胞分泌睾酮。进入血循环的睾酮不但能进入诸如前列腺等的靶器官发挥其性激素的作用，而且一旦睾酮制造过多了，就立即可以反馈到下丘脑和垂体，抑制它们继续释放LHRH及LH，从而减慢睾酮的制造过程。反之，如果睾酮制造过少了，也会反馈到下丘脑和垂体，促进它们增加释放LHRH及LH，进而鞭策睾丸间质细胞加快马力分泌睾酮。通过这样的方式，最终使得下丘脑—垂体—睾丸轴达到一定程度的内平衡。

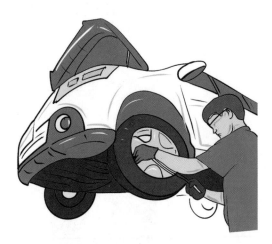

  科学实验发现，人为地干扰LHRH、LH的分泌的节律性，如让它们的分泌失去节律性或者不让它们分泌相关的激素，这样就能抑制睾丸生产睾酮的能力，同样能够使体内睾酮的下降程度达到"手术去势"的水平。根据这

些实验研究,药理学家发明了相关的药物促黄体生成素释放激素类似物（LHRH-A）作用于下丘脑-垂体-睾丸轴,通过反馈性抑制,使睾酮达到去势水平。这种方法简单易行,只需门诊注射,每月一次,避免手术的创伤,保留了男性的"命根子"。目前是前列腺内分泌治疗的首选方法。

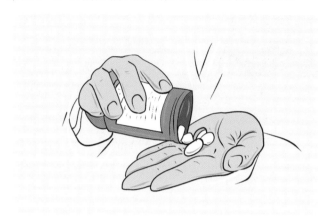

107. 内分泌治疗的效果能维持多久?

老丁被确诊为晚期前列腺癌,在医生的建议下进行了内分泌治疗。很快,老丁的骨痛、血尿症状得到了明显的好转,全家都非常高兴。但是好景不长,原来已经下降到正常的前列腺特异性抗原（PSA）水平又开始升高了,慢慢地又出现了骨骼疼痛,听医生讲这是因为前列腺癌出现了"抗药性",这使老丁全家再次陷入到痛苦之中。

从医学角度来看,绝大多数前列腺癌细胞都属激素敏感性的,也就是说在去除了雄激素后,细胞的生长便受到了抑制,逐渐走向死亡。当部分细胞逐渐适应了低雄激素状态,前列腺癌就不再依赖雄激素而生长了。临床上将这一过程称之为激素敏感性前列腺癌转化为激素抵抗前列腺癌。另外,还有一种理论认为,在患者体内有成千上万的癌细胞,它们之中可能从一开始就有少数细胞是不依赖雄激素的,在内分泌治疗过程中,依赖雄激素的细

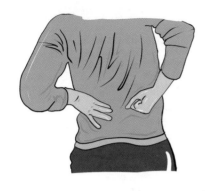

胞死亡了,而不依赖雄激素的癌细胞仍然进一步繁殖、生长,这也会使患者进入激素抵抗期。由此可见,前列腺癌逐渐适应这种"低营养状态"的生活环境,一些顽固的前列腺癌细胞开始从其他途径摄取"营养",待它们逐渐适应了新环境,它们就又开始放肆地生长,危害患者的生命健康。

从长期的临床观察中发现,几乎所有晚期前列腺癌患者在治疗过程中都会走向这一步。前列腺癌进入激素抵抗期的最早表现就是PSA水平的升高。因此,在激素治疗过程中患者需要不断地复查PSA,一般推荐每2～3个月查一次。

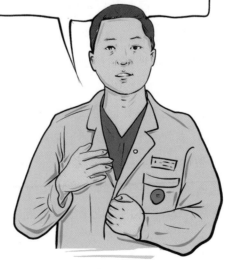

一般来讲,在内分泌治疗开始时如果患者表现出很高的激素敏感性, 如PSA水平下降得很快、降得很低,那么激素治疗的有效期会长一些。反之,在进行内分泌治疗后PSA水平下降很慢,或者降不到很低的状态,则内分泌治疗的有效期一般都较短。

那么,像老丁一样的患者可能要问内分泌治疗开始多久以后会出现这样的情况呢? 临床观察结果提示,对不同的患者,内分泌治疗的有效期是不同的,而且很难在治疗的开始就准确地判断这种"有效期"的长短。通过大量患者的观察发现,内分泌治疗的有效期在8~24个月,有些患者可以延长到几年,而有的患者却在短短几个月内便进入了激素抵抗期。一般来讲,在内分泌治疗开始时如果患者表现出很高的激素敏感性,如PSA水平下降得很快、降得很低,那么激素治疗的有效期会长一些。反之,在进行内分泌治疗后PSA水平下降很慢,或者降不到很低的状态,则内分泌治疗的有效期一般都较短。

108. 内分泌治疗会带来哪些并发症?

虽然内分泌治疗前列腺癌疗效非常显著,但也存在一个问题,那就是必须坚持长期治疗。长期内分泌治疗到底会对身体产生什么样的影响呢?这也是接受内分泌治疗的前列腺癌患者普遍关心的问题。

标准的前列腺癌内分泌治疗方法无外乎去势治疗、抗雄激素治疗以及两者相结合的最大雄激素阻断治疗。每种治疗方法所采用的手段不同,就会产生不同的不良反应。有的患者非常纠结于内分泌药物带来的各种不良反应,反而忽视给自己健康带来危害的前列腺癌本身。一旦确诊为前列腺癌晚期,当务之急就是赶快在医生的指导下选择一种适合自己的内分泌治疗方法,其次才是正确面对长期内分泌治疗所带来的不良反应,根据情况作适当调整。

睾丸切除术是最常用的去势治疗方法,简单而又可以快速达到去除睾丸来源的雄激素的治疗目的。但是,睾丸切除后也会有明显的不良反应,那就是性欲和性功能的立即丧失,而且是永久性的,这对于讲究生活质量的老年人来说,无疑是一个残酷的现实。再加上身体器官的残缺所带来的心理创伤和美观问题,使这种简单有效的手术方式在西方国家很少为患者所接受。还有一部分患者在切除睾丸一段时间后,会经常觉得脸红发烫,还有的会出现双侧乳房增大、疼痛、疲乏和嗜睡等,这都是身体里面原来大量存在的雄激素突然骤减所引起的内分泌紊乱现象。本来被掩盖了的体内少量雌激素开始表现出来上述症状,过一段时间身体就往往可以自行耐受,一般不需要治疗。以上不良反应都是在睾酮去除后早期出现的,当机体长期处于睾酮去势状态下,还会发生一些远期的不良反应,比如骨质疏松、肌肉萎缩等,在长期治疗的情况下,这些不良反应也要加以预防。

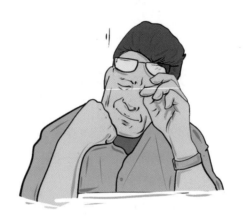

不切除睾丸也同样可以达到去势的目的。现在临床最常用的促黄体生成素释放激素(LHRH-α)类似物,除了可以避免器官残缺外,还具有治疗可逆性的优点。但是,LHRH-α类药物具有价格昂贵、不能快速达到睾酮去势水平以及用药初期暂时性睾酮水平升高等不足。同时,由于使用LHRH-α类药物后,体内睾酮浓度最终将达到去势水平。因此,同样会产生切除睾丸后相似的不良反应。

在抗雄激素药物的应用方面,雌激素由于容易导致严重心血管并发症及血栓栓塞、水潴留等并发症,其临床上地位已经为相对安全的非类固醇药物所取代。氟他胺的主要不良反应包括恶心、呕吐和腹泻等,男性乳房女性化也会发生,可能与循环中在肝脏代谢并生成有抗雄激素活性的羟基雌激素增加有关。值得注意的是,氟他胺存在一定的肝毒性,在用药期间应定期

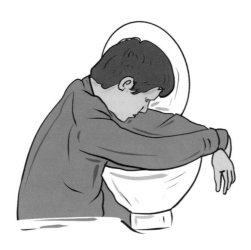

行肝脏酶学检测。比卡鲁胺每日只需要服药一次,对肝脏的毒性明显低于氟他胺,应用前景广泛,主要的不良反应有乳房疼痛、男性乳房女性化和皮肤潮红、轻度腹泻等,一般无须特殊处理。

109. 内分泌治疗失效了怎么办?

晚期前列腺癌在治疗过程中不可避免地要进入内分泌治疗失效的阶段,也就是说,只要患者的寿命足够长,他们最终必将面临一个问题,这就是激素抵抗性前列腺癌。

当前列腺癌进入激素抵抗阶段后便会给患者带来巨大的痛苦。虽然刚一开始时,激素抵抗性前列腺癌仅仅表现为治疗过程中前列腺特异性抗原(PSA)水平的升高,但这种升高意味着肿瘤细胞在不断地生长、增殖。此后不久,肿瘤细胞就会表现为明显的转移性和侵袭性。如果肿瘤转移到骨骼,可能引起骨痛、病理性骨折,如果恰好转移到椎骨,还可能压迫脊髓产生相应的症状,如腰腿痛、瘫痪、大小便障碍等。此外,肿瘤在前列腺局部生长也会因为侵犯尿道、膀胱、直肠而分别引起排尿困难、血尿等症状。在这些痛

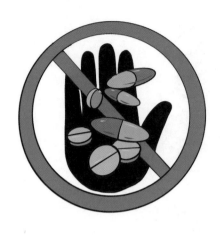

苦的症状中,骨痛是最为明显的,同时对患者生活质量的影响也最大。

很多这样的患者因为骨痛根本无法行走,只能长期卧床,而且随着病情的进展,疼痛的部位越来越多,疼痛的程度也越来越剧烈。尤其到了晚上,疼痛更加明显,多数患者到后期只能依赖镇痛药物才能入睡。病理性骨折也很可怕,转移到骨骼上的肿瘤破坏了肿瘤的正常结构,使骨骼变得脆弱无比,有些患者甚至轻轻地翻个身,也会在转移病灶部位出现病理性骨折。前列腺癌带来的排尿症状也严重影响了患者的生活质量,严重的血尿将引起贫血。如果血尿在膀胱里形成血块,还可能出现尿潴留,需要急诊插导尿管等处理。

激素抵抗性前列腺癌会给患者们带来极大的痛苦,那么,一旦前列腺癌进入了这个阶段,还有没有什么好办法呢?到目前为止,对激素抵抗性前列腺癌基本上没有什么公认的特效治疗方法。正因为如此,这一期的肿瘤在临床上常被称为终末期前列腺癌。但是,最近的一些临床研究和试验表明,有些新型内分泌治疗药物比如阿比特龙和探索性的治疗方法比如靶向药物已经表现出对这一类肿瘤的控制作用。尽管这样的疗效仅在一部分患者中表现出来,而且仅仅是短期的观察结果。

当前列腺癌对激素治疗失去反应后,首先考虑的处理方式是停用抗雄激素药物。对部分患者来讲,停用抗雄激素后,升高的PSA水平会在停药后下降。另外,当进入激素非依赖期后,有时换用一种抗雄激素药物也能使PSA水平下降。

对于晚期前列腺癌转移引起的骨痛,如果疼痛位置比较局限和固定,当查明转移病灶后,可以在局部进行外照射放疗,具有良好的止痛效果。而对于广泛骨骼转移,全身多处骨痛的患者,一种专门针对骨骼转移病灶的同位素放疗具有较好的控制效果,这种治疗是利用一种放射性粒子注入体内,它

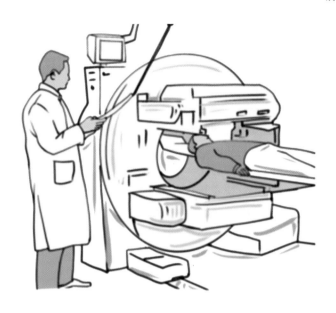

们就像导弹一样自动地"寻找"骨骼转移病灶，并在病灶局部进行放疗，杀伤肿瘤细胞，减轻骨骼疼痛。

化疗对多种晚期肿瘤具有明确的治疗效果。目前，对前列腺癌已有较好的联合化疗方案。应用这样的化疗方案，可以使60%以上的患者PSA水平下降，部分患者主观症状可明显好转。

总之，对于激素抵抗性前列腺癌的治疗，应该根据患者的具体情况"因人而治"，采用不同的治疗手段，才能得到较好的疗效，重点放在延缓病情发展，改善患者生存质量。

110. 内分泌治疗有什么新的药物？

前列腺癌的内分泌疗法，也称为雄激素抑制疗法或雄激素去势疗法，可以阻断雄激素的合成与功能，从而抑制前列腺癌的生长。目前内分泌疗法主要通过以下三个途径发挥作用：①减少睾丸合成雄激素；②阻止雄激素在体内的作用；③阻止除睾丸外的其他部位产生雄激素。其中，抑制睾丸合成雄激素是最常用的前列腺癌内分泌治疗,目前常用的主要几种方法是通过①和②的途径达到治疗效果。比如睾丸切除术、每月注射促黄体生成素释放激素(LHRH)激动剂(药物去势)、口服抗雄激素药物等。

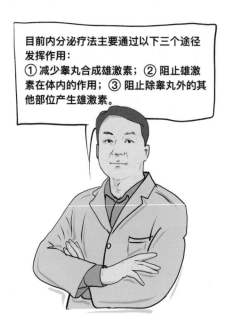

目前内分泌疗法主要通过以下三个途径发挥作用:
① 减少睾丸合成雄激素; ② 阻止雄激素在体内的作用; ③ 阻止除睾丸外的其他部位产生雄激素。

但是无论是药物还是外科手术的去势方法都不能阻止肾上腺和前列腺癌细胞产生雄激素。尽管它们产生的雄激素量很少,但这些雄激素量足以支持某些前列腺癌的生长。阻止肾上腺(以及睾丸和前列腺癌细胞)产生雄激素的药物,被称为雄激素合成抑制剂,它比目前任何的治疗方法都能更大程度地降低男性体内的睾酮水平。这些药物通过抑制一种叫做CYP 17的酶来阻止睾酮的产生。这种酶存在于睾丸、肾上腺和前列腺肿瘤组织中,在人体将胆固醇合成睾酮这一生物学过程中起着重要作用。目前,在美国已有3种雄激素合成抑制剂获批上

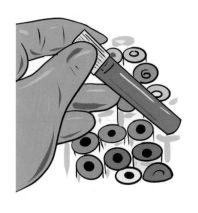

市。所有此类药物的给药方式均为口服,其中的醋酸阿比特龙,已获批用于治疗转移性去势抵抗性前列腺癌,目前已经在临床上广泛应用,并且得到了非常好的治疗效果。

111. 化疗可以治疗哪些前列腺癌?

前列腺癌生物学行为的重要特征之一就是其生长依赖或部分依赖于雄激素作为"营养"。由于很多前列腺癌患者确诊时已为晚期,失去了手术根治的机会,所以非手术治疗有很重要的地位。对这类患者目前公认首选内分泌治疗,其主要形式是手术去势或药物去势,另外还可以用辅助雄激素拮抗剂。一般晚期前列腺癌患者开始接受内分泌治疗时,效果都非常显著,但不幸的是,这部分患者中的大多数在 1~2 年后症状再次出现,并对内分泌治疗失去敏感性,转变为激素抵抗性前列腺癌。对于这类患者,目前临床治疗措施十分有限,化疗是其中的一个选择。

各种化疗药物本身都存在细胞毒性,不仅对恶性肿瘤细胞具有杀伤作用,而且对正常细胞同样有杀伤作用。因此,临床医生在选择化疗药物和剂量时往往需要在药效和不良反应之间寻求一种平衡,即在患者能够耐受的前提下,给肿瘤细胞以最大的打击。能够用于治疗激素抵抗性前列腺癌的化疗药物有很多种,其中包括雌二醇氮芥、米托蒽醌、紫杉醇等。

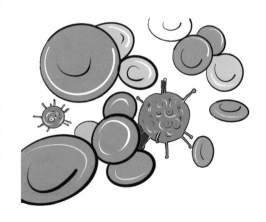

在众多的前列腺癌静脉化疗药物中,多西他赛(Docetaxel)是近年来研究较多的。很多大样本的临床试验比较了以多西

他赛为基础药的联合化疗方案与其他化疗方案的疗效,结果显示前者的疗效明显优于其他常用的前列腺癌化疗方案。这种化疗方案为每3周一个疗程,每疗程用药剂量为多西他赛75 mg/m²,治疗过程中每日2次口服泼尼松5 mg。目前,以多西他赛为基础药的化疗方案已逐渐成为激素抵抗性前列腺癌的标准化疗方案,在国内很多医院已经广泛地应用。

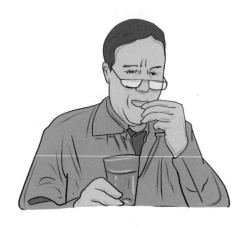

应用化疗方案治疗前列腺癌存在一定不良反应,其中最严重的是因为化疗导致的中性粒细胞下降。中性粒细胞是白细胞的一种,与机体的免疫功能直接相关。如果中性粒细胞过少,可能导致患者严重的感染,甚至出现危及生命的败血症等。因此,在治疗过程中,医生会根据患者的血象变化,

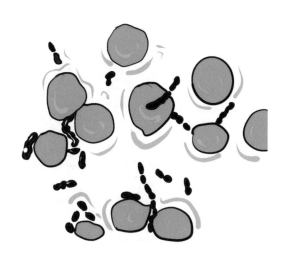

及时地应用升高白细胞的药物,一般能够取得良好的效果。其他化疗不良反应都比较轻微,包括恶心、疲劳、腹泻等,多数患者都能耐受。

112. 前列腺癌的化疗为什么并不可怕?

作为世界上最为常见的男性恶性肿瘤之一,前列腺癌的发病率持续上升,已经位居男性恶性肿瘤的前四位。手术、内分泌治疗、化疗、放疗、靶向等联合治疗已成为前列腺癌的治疗新模式,上述方法明显延长了患者的生存期,降低了病死率。化疗已经成为一些前列腺癌治疗的杀手锏,但实际生活中不少人对化疗心存疑虑与畏惧,往往是谈"化"色变,由此产生的排斥心理已严重干扰了正常治疗进程的推进。那么,我们究竟该如何看待前列腺癌的化疗呢?

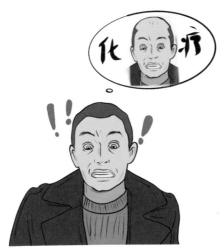

(1)化疗新药不良反应轻 化疗之所以被谈"化"色变与化疗的不良反应有很大的关系。很多患者一提起化疗就想到了恶心、呕吐、脱发、贫血等,但近20年来,高效低毒的化疗药物陆续应用于临床,比如多西他赛、卡巴他赛,化疗的不良反应不再那么可怕,绝大部分患者的化疗是安全有效

的。此外,化疗策略的改进对进一步减轻不良反应的反应程度更加明显,往往采取3周、小剂量的方案。与此同时,临床上加以一系列保护及辅助治疗措施来预防或治疗化疗药物的不良反应。

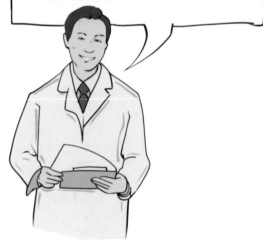

但近20年来,高效低毒的化疗药物陆续应用于临床,比如多西他赛、卡巴他赛,化疗的不良反应不再那么可怕,绝大部分病人的化疗是安全有效的。此外,化疗策略的改进对进一步减轻不良反应的程度更加明显。

(2)大多数前列腺癌可以从化疗中获益 随着新型化疗药物广泛应用于临床,前列腺癌尤其是激素抵抗性前列腺癌患者看到了希望,绝大部分患者能从化疗中受益,包括生活质量的改善、生存时间的延长。

前列腺癌确诊的时候,真正能做到手术的早、中期患者只有30%左右,大部分患者都是晚期前列腺癌。另外,前列腺癌的高发年龄就是在70岁左右。只要是规范性的化疗大部分患者皆可耐受。其实,能不能化疗并不在于肿瘤是不是晚期,主要还是取决于患者的身体状况,只要能够正常户外活动、生活自理的,接受化疗是没有问题的。

(3)调整心态、保持乐观增加营养 癌症患者的心态直接影响着预后。良好的心态可以改善预后,相反消极的心态则可加重病情,使人丧失生存的意志,直至危及生命。所以,面对病魔,前列腺癌患者首先要树立必胜的信念,相信现代医学,调整心态。在化疗期间也要重视营养的补充,少吃多餐,多吃容易消化的食物。在食品的种类上尽量做到均衡化,不要有太多的所谓"禁忌"和"发物"。

总之,化疗并不是大家想象中的那么可怕。前列腺癌患者要保持乐观的心态,与医生并肩作战,共同制定适合的化疗方案,在治疗过程中积极配合医生采取的措施,最终实现改善生活质量、延长生存期的目标。

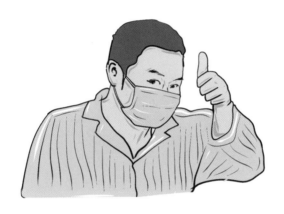

113. 什么是前列腺癌的精准治疗?

精准医疗是近几年兴起的医学概念,是与患者分子生物病理学特征(如基因组信息)相匹配的个体化诊断和治疗策略。和个体化治疗不同,精准医疗是根据对疾病的易感性,疾病的机制和预后,对治疗的反应等将患者分成不同亚群,这样再针对性的预防或治疗,提高疗效,减少费用和不良反应。

前列腺癌是一种雄激素依赖性疾病,雄激素刺激正常前列腺细胞或肿瘤细胞生长和存活,并抑制细胞凋亡。大多数前列腺癌患者在接受内分泌治疗18~24个月后,内分泌治疗无效。传统内分泌治疗不能满足患者的治疗需求,那么我们该如何选择呢?

可喜的是,国内研究团队首次揭示了中国前列腺癌患者DNA修复相关基因胚系变异特征,填补了我国在高致死性前列腺癌研究领域的空白,为精准治疗高致死性前列腺癌提供了有力条件。与其他恶性实体肿瘤相比,前列腺癌具有巨大的个体差异。尽管大多数前列腺癌"相对温和",但是其中也潜藏着一部分"凶猛类型"。

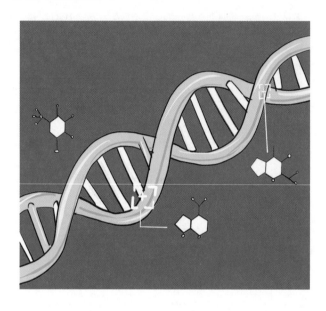

既往研究表明,携带胚系DNA修复基因致病突变的前列腺癌恶性程度高,且对现行治疗方法反应不佳,致死率高,这种类型被称为高致死性前列腺癌。而对该类型前列腺癌的攻关,势必会有利于降低前列腺癌的整体病死率。

为了突破这项瓶颈,近年来基于大样本中国前列腺癌人群,研究人员绘制出了中国前列腺癌患者胚系DNA修复基因突变谱。发现中国转移性前列腺癌患者中胚系DNA修复基因突变率为12%,早期局限性前列腺癌患者中胚系DNA修复基因突变率为8.1%。此外,研究还证实,虽然中西方前列腺癌发病率差异较大,但我国患者中胚系DNA修复基因突变的高致死性前列腺癌比例则与欧美人群相仿。

因此,明确中国前列腺癌患者胚系DNA修复基因突变谱并准确识别突变携带者,对建立家庭的预防策略、早诊早治,防治前列腺癌以及相关恶性

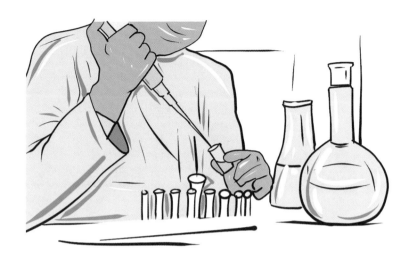

肿瘤有重要意义。

另外，通过早期识别，有助于找到疾病"发展凶猛"的突变携带者，并且可以有机会参加PARP抑制剂、免疫治疗等多项个体定制的临床试验，让每个高度恶性的患者从初诊即获得最佳的精准治疗，而不是在"标准方案"治疗下等待疾病的进展。

随着对前列腺癌分子机制的进一步深入了解和新一代测序技术在前列腺癌诊疗中愈加广泛地应用，前列腺癌精准诊治策略已使越来越多的患者受益。

114. 前列腺癌可以预防吗?

老王的邻居兼好友不幸患上了前列腺癌，现在已经住院了，老王十分关心好友的病情，希望他能够早日康复，同时老王自己感到十分的担忧，也害怕自己会不幸患上这一疾病。那么，前列腺癌有没有什么发病因素呢? 能不能预防呢? 是的，现代医学对前列腺癌的深入研究发现，前列腺癌的确与一些特殊的因素相关，许多科学实验也证明了健康的生活方式对预防前列

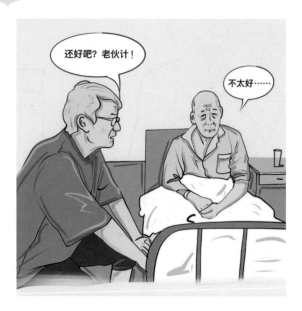

腺癌的发生带来积极的作用。

（1）体重 目前越来越多的研究发现肥胖者容易患前列腺癌,因为肥胖除了会给身体的整个免疫功能带来不良影响,还有可能存在一些潜在的不利因素,比如肥胖者摄入过多动物脂肪、运动量不够等。

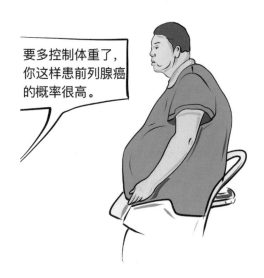

（2）饮食

1）绿茶　绿茶内含有多种抗氧化剂,起作用的主要成分是茶多酚和儿茶素化合物。抗氧化成分对多种致癌物,包括黄曲霉毒素、苯并芘、香烟致癌物、氨基酸裂解产物等诱导的细胞恶性转化均有明显的抑制作用,有助于稳定细胞结构和减少细胞损伤,而细胞结构改变和细胞损伤可引起细胞的癌变。

2）豆类　经常食用豆类食品的男性,患前列腺癌的风险比不常吃豆类的男性低。豆类制品经胃肠道消化、吸收后,会产生一种植物雌激素混合物"牛尿酚",可合理抑制雄激素双氢睾酮,对前列腺起保护作用。

3）富含硒元素的食物　硒元素是一种重要的抗氧化剂,可降低前列腺癌的发病期,所以可以适当摄入。膳食中硒元素主要存在于动物肝脏、海产品、牛奶和奶制品、蘑菇、大蒜等食物中。

4）番茄　番茄含有一种叫番茄红素的物质,具有独特的抗氧化功效,帮助清除体内自由基,对有害游离基的抑制作用是维生素E的10倍,能降低男性患前列腺癌的风险。

（3）适当的运动　男性如果每天进行30分钟有氧运动,那么患晚期前列腺癌的可能性会大大降低。运动能提高抗病能力,促进前列腺局部的血液和淋巴循环,有助于前列腺的炎症消退。

广大老年男性朋友们还是要根据自己的实际情况,建立合理的生活饮食和良好的起居习惯,加适当的运动,即使不能做到真正的预防前列腺癌的作用,但至少可以使自己的生活更加健康。

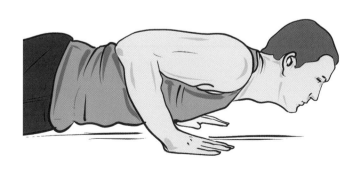

图书在版编目(CIP)数据

前列腺保卫战/施国伟,章俊主编. —上海:上海科技教育出版社,2021.6(2022.8重印)

ISBN 978-7-5428-7500-6

Ⅰ.①前… Ⅱ.①施… ②章… Ⅲ.①前列腺疾病—防治 Ⅳ.①R697

中国版本图书馆CIP数据核字(2021)第043666号

责任编辑 蔡 婷
封面设计 符 劼

前列腺保卫战
主 编 施国伟 章 俊

出版发行 上海科技教育出版社有限公司
　　　　　(上海市闵行区号景路159弄A座8楼 邮政编码201101)
网 址 www.sste.com www.ewen.co
经 销 各地新华书店
印 刷 上海昌鑫龙印务有限公司
开 本 720×1000 1/16
印 张 11.25
版 次 2021年6月第1版
印 次 2022年8月第6次印刷
书 号 ISBN 978-7-5428-7500-6/R·476
定 价 78.00元